Koos van Nugteren
Dos Winkel

Onderzoek en behandeling van de thorax

Redactie:
Koos van Nugteren
Dos Winkel

Onderzoek en behandeling van de thorax

Met bijdragen van:
Philippe Van Elsen
Julius Janssen
Patty Joldersma
Jef Michielsen
Irma Pelgrim
Jorrit Jan Verlaan
Pat Wyffels

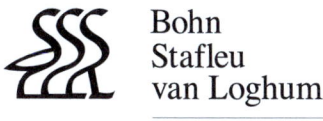

Houten 2013

ISBN 978-90-368-0488-2

© 2013 Bohn Stafleu van Loghum, onderdeel van Springer Media BV
Alle rechten voorbehouden. Niets uit deze uitgave mag worden verveelvoudigd, opgeslagen in een geautomatiseerd gegevensbestand, of openbaar gemaakt, in enige vorm of op enige wijze, hetzij elektronisch, mechanisch, door fotokopieën of opnamen, hetzij op enige andere manier, zonder voorafgaande schriftelijke toestemming van de uitgever.

Voor zover het maken van kopieën uit deze uitgave is toegestaan op grond van artikel 16b Auteurswet j°
het Besluit van 20 juni 1974, Stb. 351, zoals gewijzigd bij het Besluit van 23 augustus 1985, Stb. 471 en artikel 17 Auteurswet, dient men de daarvoor wettelijk verschuldigde vergoedingen te voldoen aan de Stichting Reprorecht (Postbus 3060, 2130 KB Hoofddorp). Voor het overnemen van (een) gedeelte(n) uit deze uitgave in bloemlezingen, readers en andere compilatiewerken (artikel 16 Auteurswet) dient men zich tot de uitgever te wenden.

Samensteller(s) en uitgever zijn zich volledig bewust van hun taak een betrouwbare uitgave te verzorgen. Niettemin kunnen zij geen aansprakelijkheid aanvaarden voor drukfouten en andere onjuistheden die eventueel in deze uitgave voorkomen.

NUR 894
Ontwerp omslag: Studio Bassa, Culemborg
Automatische opmaak: Crest Premedia Solutions (P) Ltd., Pune, India

Bohn Stafleu van Loghum
Het Spoor 2
Postbus 246
3990 GA Houten

www.bsl.nl

Lijst van auteurs

Dr. Philippe Van Elsen, huisarts en sportarts: huisartsenteam Den Els te Oelegem, België.

Dr. Julius Janssen, longarts in het Canisius-Wilhelmina Ziekenhuis te Nijmegen.

Patty Joldersma, fysiotherapeut en fitnessinstructeur te Nijmegen.

Dr. Jef Michielsen, orthopedisch chirurg in het AZ Monica, Antwerpen. Consulent Universitair Ziekenhuis Antwerpen. Specialisatie: de wervelkolom.

Koos van Nugteren, fysiotherapeut in een particuliere praktijk te Nijmegen. Specialisatie: orthopedische aandoeningen.

Irma Pelgrim, geriatriefysiotherapeut in een particuliere praktijk te Nijmegen.

Dr. Jorrit Jan Verlaan, orthopedisch chirurg van de afdeling orthopedie van het UMC Utrecht. Specialisatie: wervelkolomchirurgie.

Dos Winkel, orthopedisch fysiotherapeut. Oprichter van de International Academy of Orthopaedic Medicine, waarvan hij van 1978 tot maart 2005 president was.

Dr. Pat Wyffels, huisarts in Halle-Zoersel, België.

Inhoud

1	**Inleiding**	1
	Koos van Nugteren	
1.1	**Anatomie**	2
1.2	**Thoracale kyfose**	4
1.3	**Wervelkanaal**	7
1.4	**Borstholte**	7
1.5	**Longen en ademhaling**	7
1.6	**Ademhaling: het mechanisme**	8
1.7	**Vormafwijkingen**	10
	Literatuur	12
2	**Frequent optredende nek- en rugklachten bij een 23-jarige hockeyster**	13
	Koos van Nugteren	
2.1	**Inspectie**	14
2.2	**Functieonderzoek**	14
2.3	**Specifieke palpatie**	14
2.4	**Interpretatie**	15
2.5	**Aanvullend onderzoek**	16
2.6	**Therapie**	17
2.7	**Follow-up**	18
	Literatuur	18
3	**Addendum: ziekte van Scheuermann**	19
	Koos van Nugteren	
3.1	**Inleiding**	20
3.2	**Incidentie**	20
3.3	**Ziektebeeld**	22
3.4	**Symptomatologie**	23
3.5	**Complicaties**	24
3.6	**Therapie**	24
	Literatuur	24
4	**Enkele jaren bestaande pijn in de thoracolumbale regio bij een 14-jarige jongen**	27
	Jef Michielsen	
4.1	**Inspectie**	28
4.2	**Functieonderzoek**	28
4.3	**Aanvullend onderzoek**	28
4.4	**Therapie**	31
5	**Een 14-jarig meisje met een asafwijking van de wervelkolom**	33
	Jef Michielsen	
5.1	**Inspectie**	34
5.2	**Functieonderzoek**	34
5.3	**Aanvullend onderzoek**	34

5.4	Therapie	35
5.5	Follow-up	38

6	**Addendum: idiopathische scoliose**	39
	Jef Michielsen	
6.1	Inleiding	40
6.2	Classificatie	40
6.3	Prevalentie	41
6.4	Etiologie	41
6.5	Natuurlijk verloop en prognose	41
6.6	Klinische kenmerken	43
6.7	Beeldvormend onderzoek	45
6.8	Therapie	45
	Literatuur	46

7	**Frequent recidiverende thoracale rugpijn bij een 76-jarige tengere vrouw**	47
	Irma Pelgrim en Koos van Nugteren	
7.1	Inspectie	48
7.2	Functieonderzoek	48
7.3	Interpretatie	48
7.4	Aanvullend onderzoek	48
7.5	Therapie	49
7.6	Bespreking	50
	Literatuur	51

8	**Persisterende thoracale pijn na een val op de borst met een axiaal hoofdtrauma**	53
	Pat Wyffels	
8.1	Inspectie	54
8.2	Algemene palpatie	54
8.3	Functieonderzoek	54
8.4	Specifieke palpatie	55
8.5	Interpretatie	55
8.6	Aanvullend onderzoek	55
8.7	Therapie	55
8.8	Follow-up	56
	Literatuur	56

9	**Hevige rugpijn bij een 17-jarig meisje na een ernstig verkeersongeval**	57
	Pat Wyffels	
9.1	Inspectie	58
9.2	Palpatie	58
9.3	Functieonderzoek	58
9.4	Interpretatie	58
9.5	Aanvullend onderzoek	59
9.6	Therapie	59
9.7	Follow-up	61
9.8	Bespreking	61

10	**Progressieve thoracale pijn bij een zeer sportieve 43-jarige man**.............	63
	Dos Winkel en Koos van Nugteren	
10.1	Therapie	64
10.2	Follow-up	67
10.3	Bespreking..	67
	Literatuur	69
11	**Laagthoracale rechtszijdige pijn in de flank bij een 90-jarige vrouw,**	
	ontstaan na werkzaamheden in de tuin	71
	Koos van Nugteren	
11.1	Inspectie..	72
11.2	Functieonderzoek	72
11.3	Interpretatie	72
11.4	Specifieke palpatie..	73
11.5	Therapie	73
11.6	Follow-up	74
11.7	Bespreking..	74
	Literatuur	75
12	**Pijn en stijfheid van rug, knie en enkel bij een 59-jarige man**	77
	Koos van Nugteren	
12.1	Algemene inspectie en palpatie...	78
12.2	Functieonderzoek...	78
12.3	Specifieke palpatie..	78
12.4	Interpretatie	79
12.5	Beeldvormend onderzoek...	79
12.6	Therapie	79
12.7	Follow-up	79
	Literatuur	80
13	**Addendum: DISH (ziekte van Forestier)**	81
	Koos van Nugteren en Jorrit Jan Verlaan	
13.1	Inleiding	82
13.2	Beeldvorming...	83
13.3	Epidemiologie	85
13.4	Symptomatologie...	85
13.5	Conservatieve therapie..	86
13.6	Operatie	86
13.7	Wervelfracturen...	86
	Literatuur	88
14	**Een 24-jarige man met tintelingen in de voet en een stijf gevoel**	
	van de kuit in een periode waarin hij veel wandelde.........................	91
	Pat Wyffels	
14.1	Inspectie..	92
14.2	Functieonderzoek...	92
14.3	Interpretatie	93
14.4	Aanvullend onderzoek	93

14.5	Therapie	94
14.6	Follow-up	94

15	**Nek-schouderklachten sinds vier maanden bij een 64-jarige vrouw**	95
	Patty Joldersma en Koos van Nugteren	
15.1	Inspectie en algemene palpatie	96
15.2	Functieonderzoek	96
15.3	Specifieke palpatie	96
15.4	Interpretatie	96
15.5	Toegevoegde test	97
15.6	Therapie	98
15.7	Follow-up	98
15.8	Bespreking	99
	Literatuur	100

16	**Stekende pijn onder de linkerborst bij een 20-jarige studente**	101
	Koos van Nugteren	
16.1	Inspectie	102
16.2	Algemene palpatie	102
16.3	Functieonderzoek	102
16.4	Interpretatie	103
16.5	Specifieke palpatie	103
16.6	Therapie	103
16.7	Bespreking	103
	Literatuur	106

17	**Al weken bestaande pijn in de rechterschouder bij een 45- jarige man**	107
	Julius Janssen	
17.1	Inspectie en functieonderzoek	108
17.2	Interpretatie	108
17.3	Aanvullend onderzoek	108
17.4	Therapie	109
17.5	Follow-up	109
17.6	Bespreking	111

18	**Een patiënt met thoracale pijn die toeneemt bij diep ademen, lachen en niezen**	113
	Philippe Van Elsen en Koos van Nugteren	
18.1	Inspectie	114
18.2	Palpatie	114
18.3	Functieonderzoek	114
18.4	Interpretatie	114
18.5	Aanvullend onderzoek	114
18.6	Therapie	116
18.7	Follow-up	116
18.8	Bespreking	116
	Literatuur	117

19		**Addendum: COPD**	119
		Koos van Nugteren en Julius Janssen	
	19.1	Inleiding	120
	19.2	Etiologie	120
	19.3	Symptomatologie	121
	19.4	Diffusiecapaciteit van de longen	124
	19.5	Thoraxhoogstand	125
	19.6	Het hart	125
	19.7	Therapie	127
	19.8	Zesminutenwandeltest	131
		Literatuur	131

Bijlagen 133

Bijlage I Houdingsinstructies voor nek en rug bij kyfolordose van de wervelkolom 135

Bijlage II Meting van de thoracale ademexcursie 141

Bijlage III Spirometrie 145

Verwijzingen naar eerder verschenen Orthopedische casuïstiek 149

Register 151

Inleiding

Koos van Nugteren

De thorax vormt een gesloten structuur van ribben, ribkraakbeen, borstbeen en wervels. (figuur 1.1). De belangrijkste functies van de thorax zijn: de ademhaling mogelijk maken en hart, maag en longen beschermen tegen inwerkend geweld.

1.1 Anatomie

De thorax bestaat uit 12 thoracale wervels, 12 paar ribben, ribkraakbeen en het sternum.

1.1.1 Ribben

De kopjes van de eerste, elfde en twaalfde rib articuleren aan de dorsale zijde met één thoracale wervel. Alle andere ribben articuleren met twee opeenvolgende wervels en de tussenliggende discus (figuur 1.2). Verder heeft iedere rib ook nog een gewricht met de processus transversus van de onderste van de twee wervels waarmee articulatie plaatsvindt (figuur 1.3).

1.1.2 Wervels

Alle thoracale wervels hebben behalve de gewrichtsvlakken voor costovertebrale gewrichten ook twee paar gewrichtsvlakken voor articulatie met de boven- en onderliggende wervels. De meeste thoracale wervels hebben in totaal tien gewrichtsvlakken (figuur 1.4); dat zijn dus veel meer gewrichtsvlakken dan het geval is in de cervicale of lumbale wervelkolom.[1]

1.1.3 Sternum

Het sternum bestaat uit drie delen: het bovenste manubrium[1] sterni, het middelste corpus sterni en een klein, zwaardvormig uitsteeksel aan de onderzijde: de processus xiphoideus[2].

Het sternum heeft beiderzijds een gewricht met de sleutelbeenderen. Verder maakt het sternum verbinding met de bovenste tien paar ribben via het ribkraakbeen. Er zijn zeven paar ware ribben, die rechtstreeks via het ribkraakbeen met het sternum verbonden zijn en vijf paar valse ribben. De bovenste drie paar valse ribben zijn via het kraakbeen van *bovenliggende* ribben met het sternum verbonden. De onderste twee paar valse ribben zijn niet met het sternum verbonden en worden zwevende ribben genoemd. Enige anatomische variatie is mogelijk.

Synchondrosis manubriosternalis

De verbinding tussen manubrium en corpus sterni is een synchondrose: ze bestaat uit fibrocartilagineus kraakbeen waarbinnen zich een synoviale gewrichtsholte kan bevinden. Tussen manubrium en corpus is meestal enige beweging mogelijk, die vooral optreedt bij diep inademen. Aangezien manubrium en corpus

---

1 Manubrium = handvat.
2 Xiphoideus = zwaardvormig.

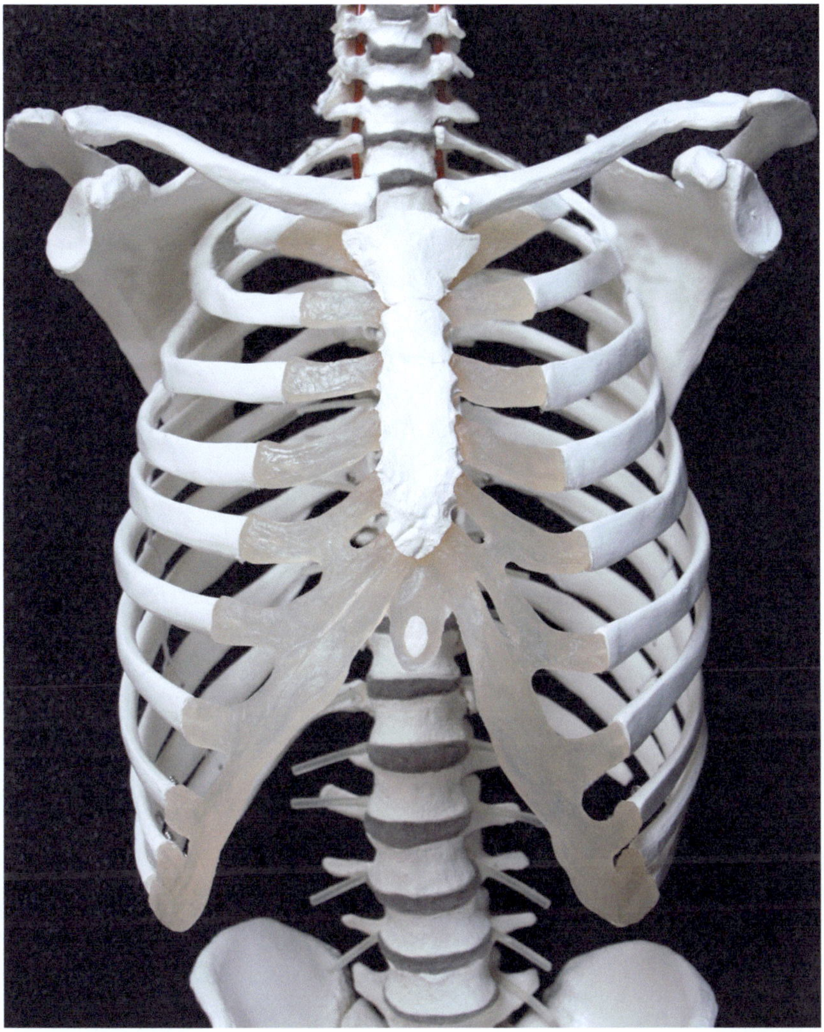

1.1 • Anatomie

Figuur 1.1 De thorax of borstkas vormt een gesloten structuur van ribben, ribkraakbeen, borstbeen en wervels.

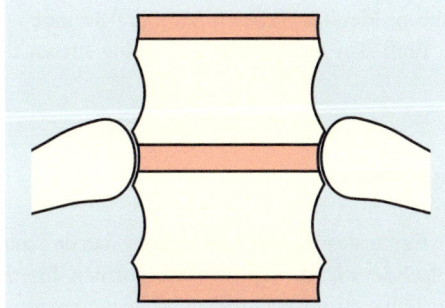

Figuur 1.2 Vereenvoudigde voorstelling van de costovertebrale verbinding ter plaatse van de wervellichamen. De rib vormt de kop van het gewricht. De twee wervellichamen met tussenliggende discus vormen de kom.

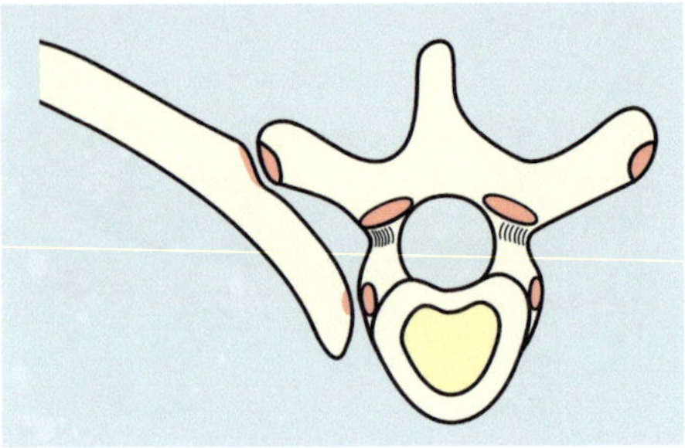

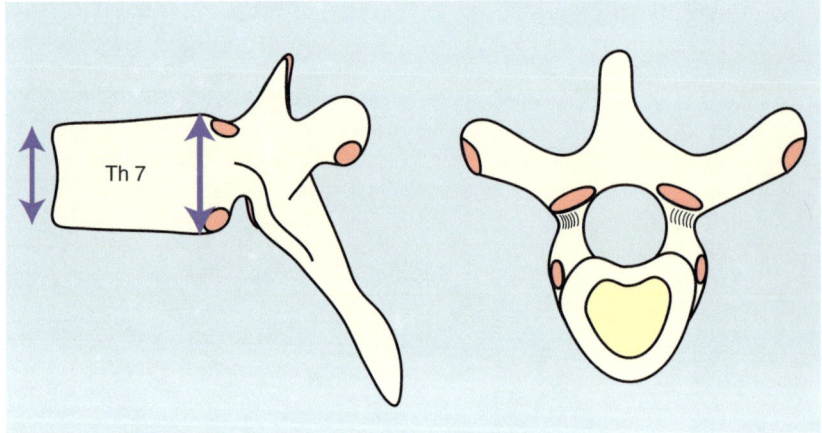

 Figuur 1.3 De costovertebrale verbindingen van een willekeurige rib. Bovenaanzicht van de onderste van de twee wervels waarmee de rib articuleert.

 Figuur 1.4 Een thoracale wervel heeft meer gewrichtsvlakken dan een wervel van de cervicale of lumbale wervelkolom. Het wervellichaam is enigszins wigvormig: de voorzijde is minder hoog dan de achterzijde (pijlen).

een kleine hoek met elkaar maken, is de locatie van het gewricht gemakkelijk palpabel.

Synchondrosis xiphosternalis

De verbinding tussen corpus en os xiphoideus is evenals de manubriosternale verbinding een synchondrose. De beide beenderen worden met elkaar verbonden door hyalien kraakbeen. Meestal verbeent het xiphosternale kraakbeen op oudere leeftijd: uiteindelijk blijft dan een benige verbinding tussen de beide botstukken over.

1.2 Thoracale kyfose

De voorzijde van een thoracale wervel is minder hoog dan de achterzijde (figuur 1.4). De twaalf opeenvolgende wigvormige wervels vormen hierdoor een kyfotische bocht. De disci zijn bijna overal even dik. De thorax vormt een vrij rigide kooi zodat flexie-extensiebewegingen nauwelijks mogelijk zijn. De discus wordt hiermee vrij goed beschermd; een thoracale discushernia is dan ook zeldzaam. Wel kunnen sterke compressiekrachten op de wervellichamen inwerken. Vooral de voorzijde van thoracale wervellichamen worden zwaar belast bij het tillen van voorwerpen of bij een val op het zitvlak. Dit kan in de tienerjaren aanleiding geven tot overbelasting van de groeischijven van de wervellichamen.

Op oudere leeftijd kan door hoge compressiekrachten gemakkelijk een compressiefractuur van een thoracaal wervellichaam ontstaan. Vooral osteoporotisch bot is kwetsbaar. De facetgewrichten bevinden zich ten opzichte van de wervellichamen verder naar dorsaal: facetgewrichten worden in de kyfotische *thoracale* wervelkolom dan ook veel minder belast dan in de *lordotische* lumbale wervelkolom.

De kromming van een thoracale kyfose verschilt per individu (◘ figuur 1.5). Bij een normale kromming bedraagt de hoek van Cobb 20° tot 40° (zie ook ▶ figuur 3.3). De mate van kromming heeft direct gevolgen voor de vorm van de rest van de wervelkolom: een thoracale hyperkyfose zal op cervicaal niveau direct leiden tot een hyperlordose en/of anteropositie van het hoofd. Op lumbaal niveau ontstaat een compensatoire hyperlordose.

1.2.1 Gevolgen van een cervicale hyperlordose en/of anteropositie van het hoofd

- Dorsale nekmusculatuur en suboccipitale nekmusculatuur[3] contraheren sterker om het hoofd op te tillen.
- De cervicale wervels worden door dorsale spiercontractie sterker op elkaar gedrukt.
- Anterieure nekmusculatuur verzwakt[2] omdat deze nauwelijks hoeft te contraheren.
- Er ontstaat verhoogd risico op cervicale hoofdpijn[3] en (spier)spanningshoofdpijn.

1.2.2 Gevolgen van een hyperkyfose van de thoracale wervelkolom

- Het zwaartepunt van nek en hoofd bevindt zich verder naar anterior. Hierdoor worden de wervellichamen van de thoracale wervelkolom meer belast.
- Er ontstaat verhoogd risico op thoracale rugpijn en inzakkingen van de wervellichamen.
- De longinhoud kan verminderen, waardoor bij inspanning eerder kortademigheid kan optreden.

1.2.3 Gevolgen van een hyperlordose van de lumbale wervelkolom

- Het zwaartepunt van hoofd en romp bevindt zich verder naar dorsaal: hierdoor worden de facetgewrichten in de lumbale wervelkolom meer belast.

---

3 Met suboccipitale nekmusculatuur worden de spieren bedoeld die extensie bewerkstelligen tussen atlas en schedel; de m. rectus capitis posterior minor en de m. obliquus capitis superior.

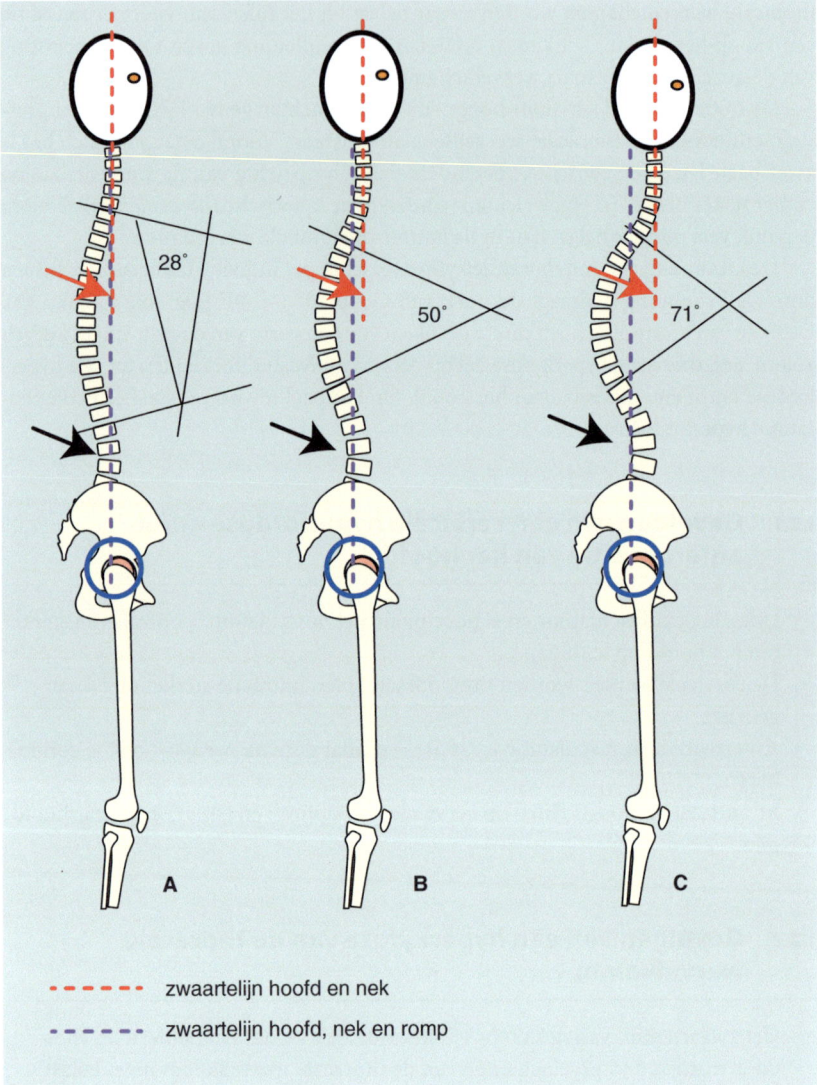

Figuur 1.5 De illustratie toont drie verschillende typen wervelkolommen. De sterkte van de thoracale kromming heeft directe invloed op de vorm en positie van de cervicale en lumbale wervelkolom. De zwaartelijn van hoofd en romp (paarse stippellijn) valt in alle drie gevallen door de dorsale zijde van het heupgewricht (blauwe cirkel). Dit is nodig om ontspannen te kunnen staan.[3]
- Type A: normale verhoudingen. De hoek van Cobb bedraagt 28°.
- Type B: hoek van Cobb bedraagt 50°. Er is sprake van een lichte hyperkyfose.
- Type C: hoek van Cobb bedraagt 71°. Er is sprake van een matige hyperkyfose. De zwaartelijn van hoofd en nek (rode stippellijn) bevindt zich ten opzichte van de thoracale wervelkolom verder naar voren (rode pijlen). De lumbale lordose wordt sterker. De zwaartelijn van hoofd, nek en romp bevindt zich ten opzichte van de lumbale wervelkolom verder naar achteren (zwarte pijlen).

– Er ontstaat verhoogd risico op rugpijn ten gevolge van facetoverbelasting; dit uit zich in langzaam toenemende pijn bij langdurig staan en slenteren.

1.3 Wervelkanaal

De diameter van het wervelkanaal is het smalst op mid-thoracaal niveau. Kleine ruimte-innemende processen kunnen hier al aanleiding geven tot myelumcompressie met als gevolg: centraal neurologische symptomen van de onderste extremiteit zoals stroomgevoelens en een spastisch looppatroon.

1.4 Borstholte

De borstholte, de cavitas thoracis, wordt omsloten door de thoracale wervelkolom, de ribben en het sternum; het is een korfvormige ruimte, die bij volwassenen zijn grootste diameter heeft ter hoogte van de achtste rib.[1] Binnen de borstholte bevinden zich onder andere het hart, de longen, de lever en een deel van de maag. Pathologie van deze 'borstorganen' kan zich presenteren als pijn op de borst. Een belangrijke functie van de thorax is bescherming van de borstorganen. Een andere vitale functie is ademhaling mogelijk maken.

De beweeglijkheid van de thorax maakt het mogelijk dat het volume van de borstholte kan veranderen: dit gebeurt tijdens ademhaling. Een verminderde beweeglijkheid van de thorax, zoals bij de ziekte van Bechterew, leidt tot een verminderde vitale capaciteit van de longen. Het omgekeerde geldt ook: een verminderde elasticiteit van longweefsel – zoals bij emfyseem – leidt tot verminderde beweeglijkheid van de thorax. In dit laatste geval ontstaat een inspiratiestand.

Ademhaling

1.5 Longen en ademhaling

De ruimte in de thorax wordt voor een groot deel in beslag genomen door longweefsel. Veranderingen van vorm van de thorax hebben dan ook direct invloed op de inhoud en functie van de longen en daarmee dus ook op de ademhaling.

■ **Ademvolume en ademfrequentie**
In rust is de ademfrequentie bij een volwassen mens 12 tot 15 per minuut.[4] Het ademvolume (🔲 figuur 1.6) is 450 tot 600 ml per ademteug. Dit hangt onder andere af van de lichaamsgrootte en de mate van getraindheid van de persoon. Per minuut wordt dus ongeveer zes liter lucht (12 × 500 ml) verplaatst. Dit is het ademminuutvolume.

Ademvolume

Bij inspanning zal de frequentie en de diepte van de ademhaling toenemen. De frequentie kan het vijfvoudige worden en de ademdiepte kan toenemen met 3100 ml (inspiratoir reservevolume) tot 3600 ml (inspiratoire capaciteit) bij een jonge volwassen man.

Inspiratoir reservevolume
Inspiratoire capaciteit

Bij maximale uitademing – vanuit een ontspannen uitademingsstand – bedraagt de afname van het longvolume circa 1200 ml bij een volwassen man. Dit heet het expiratoir reservevolume. De hoeveelheid lucht die dan nog in de longen achterblijft en

Expiratoir reservevolume

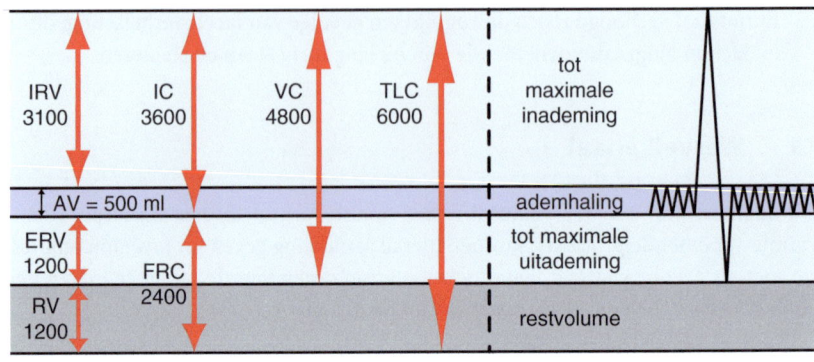

Figuur 1.6 De diverse waarden die gebruikt worden bij een longfunctieonderzoek.

Restvolume
Totale longcapaciteit

niet meer kan worden uitgeademd, is bij een volwassen man ook ongeveer 1200 ml: dit is het restvolume. De totale hoeveelheid lucht die een long kan bevatten, de totale longcapaciteit is gemiddeld zes liter. Op twintigjarige leeftijd is deze het grootst. Daarna neemt de totale longcapaciteit geleidelijk af.

Vitale capaciteit

De maximale hoeveelheid lucht die een mens kan uitademen vanuit maximale inademingsstand is de vitale capaciteit. Deze is onder normale omstandigheden ongeveer 4800 ml.[4] De vitale capaciteit kan gemakkelijk worden gemeten met een spirometer (▶ figuur 19.1).

Figuur 1.6 toont de genoemde waarden inclusief hun afkortingen.

1.6 Ademhaling: het mechanisme

Pleurabladen

De longen worden omgeven door het longvlies: de pleura *pulmonalis*, ook wel pleura *visceralis* genoemd. De thorax wordt aan de binnenzijde bekleed door de pleura *parietalis* (figuur 1.7). Tussen de beide vliezen bevindt zich een zeer dun laagje vocht. De vliezen kunnen ten opzichte van elkaar schuiven, maar zij kunnen niet van elkaar af worden getrokken: dan zou immers een vacuüm ontstaan.

In de rusttoestand van de thorax trekken de longen – door hun elastische eigenschap – via de pleurabladen de thorax naar binnen, terwijl de thorax door zijn bouw een gelijke tegengestelde kracht naar buiten genereert. De beide krachten houden elkaar in evenwicht. Het is een toestand waarbij een onderdruk heerst tussen de beide pleurabladen. Deze onderdruk kan verdwijnen als er een lek ontstaat in een pleurablad en de ruimte tussen de pleurabladen zich vult met lucht of bloed. De long wordt door zijn elasticiteit kleiner en kan zelfs volledig inklappen als de pleuraholte zich met grote hoeveelheden lucht of bloed vult. Men noemt dit een pneumothorax ofwel een klaplong (▶ figuur 18.1).

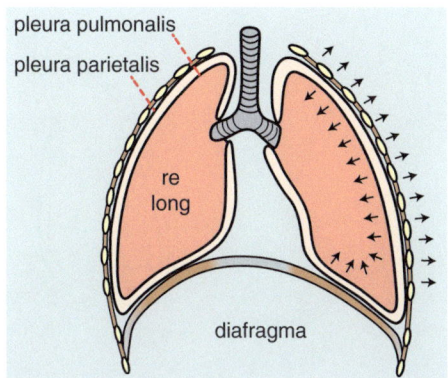

■ **Figuur 1.7** In de rusttoestand van de thorax trekken de longen via de pleurabladen de thorax naar binnen, terwijl de thorax een gelijke tegengestelde kracht naar buiten genereert. Hierdoor ontstaat een onderdruk tussen de pleurabladen. Vereenvoudigde weergave; de pleurabladen zitten in werkelijkheid vrijwel tegen elkaar aan.

1.6.1 Ademhaling

Inademen gebeurt actief; het vergt spieractiviteit van inhalatiemusculatuur. In rust verloopt de uitademing vooral passief, door ontspanning van de inhalatiemusculatuur. Uitademing wordt in rust dus niet verzorgd door expiratiemusculatuur. Om de expiratie rustig en gedoseerd te laten plaatsvinden zal inspiratiemusculatuur excentrisch contraheren. Dit is vooral van belang tijdens praten of zingen.

Expiratiemusculatuur wordt pas ingezet tijdens blazen, bijvoorbeeld het opblazen van een ballon, tijdens hoesten, of bij persen zoals dat gebeurt bij het tillen van extreem zware voorwerpen.

Bij rustige inhalatie is vooral het diafragma (middenrif) actief.

In de adempauze na expiratie ligt de zijkant van het diafragma tegen de onderste ribben (■ figuur 1.8A). Bij inspiratie komt dit deel van het diafragma los van de ribbenkast en de spierplaat verplaatst zich in zijn geheel naar beneden (■ figuur 1.8B). Een verplaatsing van slechts één centimeter leidt al tot een volumetoename van de borstkas van bijna een halve liter; dat is het normale ademvolume in rust. De verplaatsing naar caudaal kan worden belemmerd door buikorganen, vooral als er sprake is van adipositas of zwangerschap.

Ademhaling door contractie van het diafragma noemt men buikademhaling. Als de longen gezond zijn, neemt het middenrif, in rust, ongeveer 70% van de inspiratie voor zijn rekening.[4] De andere 30% wordt door borstademhaling gerealiseerd.

De thorax dankt zijn stevigheid in eerste instantie aan de twaalf paar ribben.[4] De ruimte tussen de ribben wordt opgevuld door de mm. intercostales externi en interni. Deze spieren kunnen de inspiratie en expiratie enigszins ondersteunen. Een belangrijker functie is het stevig afsluiten van de ruimten tussen de ribben tijdens de ademhaling.

In rust wordt de inhalatie vooral verzorgd door de mm. scaleni. Bij inspanning worden ook andere spieren ingeschakeld, zoals de mm. sternocleidomastoidei en de mm. serratus posterior (superior en inferior). Tijdens inhalatie vergroot de thorax zich in voor-achterwaartse en in zijwaartse richting. Het sternum beweegt daarbij naar voren en naar boven.

Buikademhaling

Borstademhaling

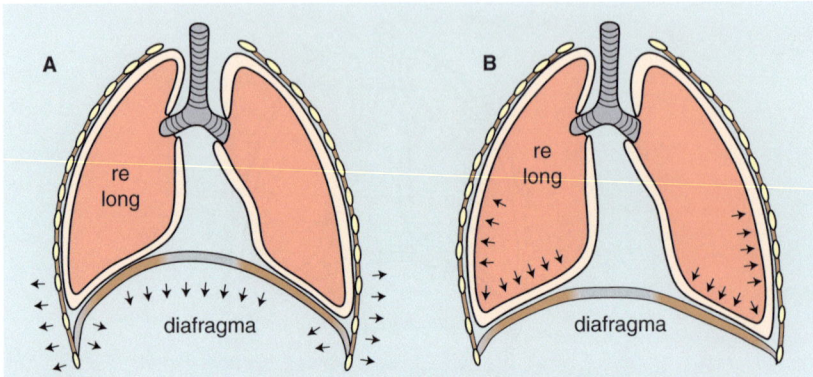

• **Figuur 1.8** A: In de adempauze na expiratie ligt de zijkant van het diafragma tegen de onderste ribben. De pijlen tonen de richting waarin het diafragma en de ribben zich bewegen bij inademing. B: Bij inspiratie komt het perifere deel van het diafragma los van de ribbenkast en de thorax wordt groter in zijwaartse en voor-achterwaartse richting. De longen nemen de ruimte in die vrijkomt (pijlen).

Bij geforceerd uitademen, zoals hoesten, contraheren spieren die de borstkas juist naar beneden trekken, zoals de rechte buikspieren. Verder zullen ook de dwarse buikspieren sterk contraheren teneinde de buikdruk te verhogen. Hierdoor komt het diafragma hoger te staan, zodat de longen leeggeperst worden. De mm. intercostales interni hebben een ondergeschikte functie.

De thorax verandert van vorm door bewegingen in de costovertebrale gewrichten en in de elastische ribkraakbeenderen tussen sternum en ribben.

1.6.2 Anatomische dode ruimte

Na een uitademing blijft er ongeveer 150 ml lucht achter in de bronchiale boom, gevormd door de bovenste luchtwegen, de mond, de neusholte, de luchtpijp, de bronchi en de bronchioli.[5] (• figuur 1.9). Deze 150 ml lucht doet niet mee aan de gaswisseling. Tijdens een inademing zal pas na 150 ml 'dode' lucht, zuurstofrijke lucht worden aangevoerd in de longen. Dat betekent dus dat bij een normaal ademvolume in rust (500 ml) er slechts 350 ml verse lucht beschikbaar is voor gaswisseling met het bloed. Dat betekent dus ook dat als men door enige vorm van pathologie een oppervlakkige ademhaling heeft, er een groot deel van de verse lucht in de dode ruimte circuleert en niet meedoet aan de gaswisseling. Men kan de dode ruimte chirurgisch halveren door een tracheotomie: hierbij wordt een directe verbinding tot stand gebracht tussen bronchiën en buitenlucht. De neus- en keelholte nemen dan geen deel meer aan de dode ruimte.[2]

1.7 Vormafwijkingen

Twee veelvoorkomende vormafwijkingen van de thorax zijn de pectus[4] excavatum en de – wat minder algemene – pectus carinatum. De aandoeningen worden in de volksmond ook wel trechterborst / schoenmakersborst en kippenborst genoemd. In

---

4 Pectus = borst.

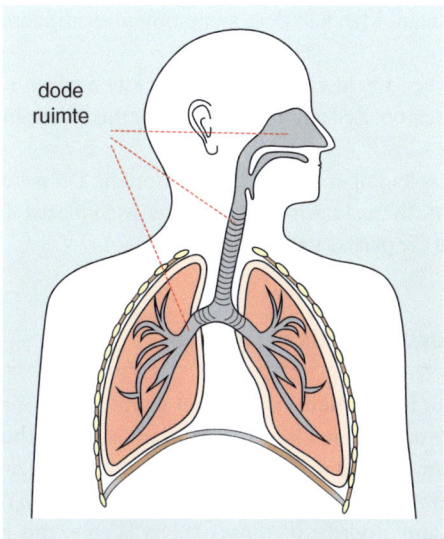

Figuur 1.9 Na een uitademing blijft er ongeveer 150 ml lucht achter in de bronchiale boom, gevormd door de bovenste luchtwegen, de mond, de neusholte, de luchtpijp, de bronchi en de bronchioli: dit wordt de anatomische 'dode ruimte' genoemd.

beide gevallen is er sprake van overmatige groei van het ribkraakbeen tot volwassen leeftijd. Vooral tijdens de groeispurt op tienerleeftijd kan de groei van het kraakbeen en daarmee de mate van vervorming sterk toenemen.

De oorzaak van de overmatige kraakbeengroei is niet bekend.

Het gevolg is dat het sternum zich ofwel naar buiten ofwel naar binnen verplaatst en aldus een vervorming van de thorax veroorzaakt. In enkele gevallen ontstaat een *scheefstand* van het sternum; de ene kant verplaatst zich dan naar binnen en de andere kant naar buiten.

In de meeste gevallen zijn de gevolgen voor de patiënt niet zeer ernstig. Het belangrijkste probleem is vaak cosmetisch van aard. Vooral bij tieners kan een afwijkende borstkas een negatief zelfbeeld veroorzaken. Bij vrouwen kan gemakkelijk asymmetrie in de positie van de borsten optreden, wat tot extra cosmetische problemen kan leiden.

Etiologie

1.7.1 Trechterborst/schoenmakersborst/pectus excavatum

Een verplaatsing van het sternum naar binnen noemt men een trechterborst; gevolg is dat de organen die zich binnen de thorax bevinden minder ruimte hebben. In ernstige gevallen ligt het sternum zo diep, dat het bijna in contact komt met de wervelkolom. Het hart verplaatst zich dan verder naar links en er blijft minder ruimte over voor de longen. Soms leidt dit tot kortademigheid en frequente longinfecties. Vervorming van het hart kan leiden tot verminderde functie van de hartkleppen, vooral die tussen linkerboezem en linkerkamer van het hart. Dit is gewoonlijk met een stethoscoop te horen als een hartruis.

Bukken en 'krom' zitten kan als hinderlijk worden ervaren omdat de buikinhoud zich hierbij naar boven verplaatst en er zo nog minder ruimte overblijft binnen de thorax. Hierbij kunnen kortademigheid, vermoeidheid, pijn op de borst en hartrit-

Symptomen

mestoornissen ontstaan. Men kan deze symptomen verminderen door het lichaam gestrekt te houden.

Gelukkig levert een trechterborst voor de meeste mensen niet of nauwelijks lichamelijke problemen op. Zelfs in de topsport kan men mensen aantreffen met een trechterborst.

Therapie Een trechterborst kan operatief verholpen worden. Dit gebeurt bij voorkeur op jonge leeftijd, als het ribkraakbeen nog flexibel is. Men plaatst dan een soort beugel onder de ribbenkast ter plaatse van de 'deuk'.

1.7.2 Kippenborst/pectus carinatum

Een verplaatsing van het sternum naar buiten wordt kippenborst of pectus carinatum genoemd. Deze aandoening is zeldzamer dan de trechterborst en heeft minder fysieke gevolgen voor de patiënt. Hart en longen ontwikkelen zich meestal normaal, maar door de vormverandering van de thorax is de functie van de ademhaling soms niet optimaal. Dit komt doordat de thorax stijver is en er dus minder diepe borstademhaling mogelijk is. Er wordt meer aanspraak gedaan op diafragmale ademhaling. Vooral bij grote inspanning kan dat een probleem zijn. Een enkele keer worden hartklepafwijkingen aangetroffen. Analoog aan de trechterborst zijn het meestal de cosmetische aspecten die voor problemen zorgen.

Therapie Hypertrofie van de m. pectoralis major kan de kippenborst enigszins camoufleren. Krachttraining van deze musculatuur kan dus een gunstig cosmetisch effect bewerkstelligen. Dit geldt vooral voor patiënten met een symmetrische afwijking.

Een volgende stap is het langdurig dragen van een brace; op lange termijn kan de borstkas zich hierdoor beter vormen.

Ten slotte, als laatste optie, rest een operatieve correctie.

Literatuur

1. Lohman AHM. Vorm en Beweging. Negende druk. Houten, Diegem: Bohn Stafleu van Loghum, 2000.
2. Harris KD, Heer DM, Roy TC, Santos DM, Whitman JM, Wainner RS. Reliability of a measurement of neck flexor muscle endurance. Phys Ther. 2005 Dec;85(12):1349–55.
3. Lee D, Lee LJ. The pelvic girdle. An integration of clinical expertise end research.. Edinburgh: Churchill Livingstone Elsevier, 2011. Hoofdstuk 3.
4. Bouman LN, Bernards JA. Medische fysiologie. Houten/Mechelen: Bohn Stafleu van Loghum, 2002. Deel V.
5. Kapandji IA. Bewegingsleer. Deel III. De romp en de wervelkolom. Houten: Bohn Stafleu van Loghum, 2009. Hoofdstuk 4.

Frequent optredende nek- en rugklachten bij een 23-jarige hockeyster

Koos van Nugteren

> In haar vroege tienerjaren kreeg deze – nu 23-jarige – vrouw last van haar rug. De pijn voelde zij thoracaal en lumbaal. Zij speelde destijds fanatiek hockey. Tijdens het sporten waren er vrij weinig klachten. Toch hadden zij en haar ouders de indruk dat het sporten te belastend was voor haar rug. Daarom stopte zij op 16-jarige leeftijd met hockey. De klachten werden iets minder maar verdwenen niet. Op 18-jarige leeftijd kreeg zij acuut nekpijn met eenzijdige bewegingsbeperking. Zij werd hiervoor fysiotherapeutisch behandeld. De nekpijn herhaalde zich in de jaren die volgden nog driemaal. Eén keer voelde zij daarbij ook uitstralende pijn, tintelingen en krachtsverlies in de linkerarm. Steeds verdween de nekpijn na enkele weken weer vanzelf.
> Op 20-jarige leeftijd besloot zij opnieuw te gaan hockeyen. Dit deed zij weer behoorlijk fanatiek; zij speelde eenmaal per week een wedstrijd, trainde driemaal per week en deed ook nog eenmaal per week een duurloop.
> Geleidelijk ontstond opnieuw vooral cervicale en lumbale pijn. Daarbij ontstond ook vage thoracale rugpijn. Af en toe waren er ook klachten van andere gewrichten zoals pols en elleboog. Na enkele jaren besloot zij opnieuw de huisarts te raadplegen, die haar doorverwees naar de fysiotherapeut.
> Patiënte doet zittend werk.

- **Status praesens**

De patiënte krijgt nek- en rugpijn als zij langdurig in dezelfde houding zit. Verder ontstaat vooral lage rugpijn bij langdurig staan en slenteren. Zolang zij in beweging is, zijn er weinig problemen. Tijdens het sporten lijkt het alsof zij alles vergeet; er zijn dan nauwelijks klachten. *Na* zware trainingen en wedstrijden nemen de klachten juist toe.

2.1 Inspectie

Er is sprake van een toegenomen thoracale kyfose en compensatoir een lumbale hyperlordose. Dit is zowel in stand als in lig (figuur 2.1) waarneembaar.
Er is een matige anteropositie van het hoofd. Verder zijn er geen bijzonderheden.

2.2 Functieonderzoek

Het functieonderzoek is volledig negatief.

2.3 Specifieke palpatie

Er is enige drukpijn ter plaatse van de processus spinosi van L5-S1. Verder zijn de nekspieren enigszins gevoelig.

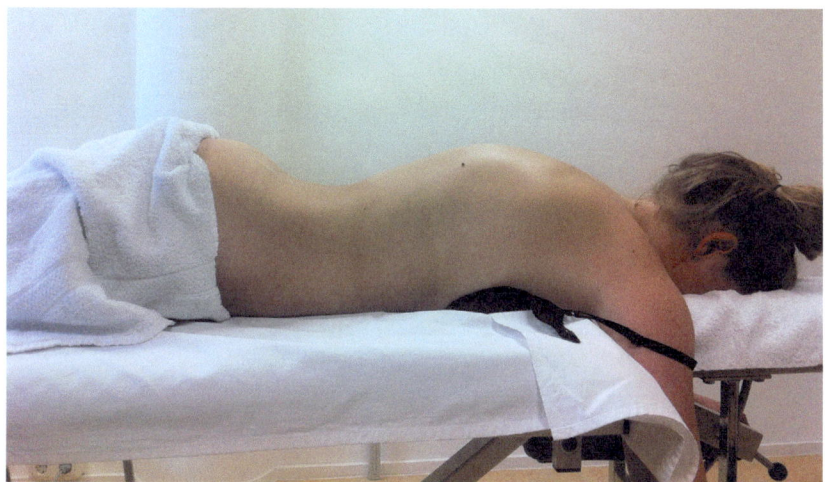

Figuur 2.1 Er is sprake van een versterkte thoracale kyfose en lumbale lordose.

2.4 Interpretatie

De diagnose moet bij deze patiënte voornamelijk gebaseerd worden op haar verhaal. Ze is in staat zeer intensief te sporten en ervaart geen pijn *tijdens* het sporten. Zij heeft juist rugpijn bij langdurig staan en slenteren. Dit suggereert dat er op het moment van het onderzoek eerder sprake is van lumbale *overbelasting* door de hyperlordose dan van een letsel. Staan en slenteren veroorzaken namelijk continu verhoogde compressie van de facetgewrichten als er sprake is van hyperlordose. Dit fenomeen wordt versterkt als de tussenliggende disci niet zeer stevig zijn. Vervorming of inzakking van een tussenliggende discus vermindert de stabiliteit tussen twee wervels. Hierdoor rust de bovenliggende wervel in nog sterkere mate op facetten van de onderliggende wervel. Dit geeft lokale pijn (figuur 2.2) die langzaam toeneemt naarmate men langer staat of slentert. Als men vervolgens gaat zitten, kyfoseert de lumbale wervelkolom, de facetgewrichten worden daarbij ontlast en de pijn verdwijnt.

De acute nekklachten uit het verleden wijzen op een gering intern discusletsel. Een hypermobiele cervicale wervelkolom is gevoelig voor dit type nekproblemen.

De kyfotische thoracale wervelkolom past bij deze symptomen. Een normale thoracale kyfose heeft een kromming tussen 20° en 45°.[1,2] Deze patiënte heeft een versterkte kyfose op thoracaal niveau, hetgeen resulteert in een hyperlordose cervicaal met anteropositie van het hoofd, en hyperlordose lumbaal.

Men kan zich afvragen of er sprake is van een lichte vorm van de ziekte van Scheuermann. Per definitie spreekt men van deze aandoening als drie opeenvolgende wervelniveaus een hoek met elkaar maken van ieder 5° of meer. De aandoening wordt veroorzaakt door wigvormige afplatting van de wervellichamen en door degeneratie van de aangrenzende disci. Een iets kleinere hoek dan 5° valt weliswaar beneden de norm van de ziekte van Scheuermann, maar een sterkere kyfose dan gemiddeld kan oorzaak zijn van thoracale rugpijn. Zware belasting van de thoracale wervelkolom tijdens de tienerjaren, zoals intensief met een gebogen rug sporten

Staan en slenteren

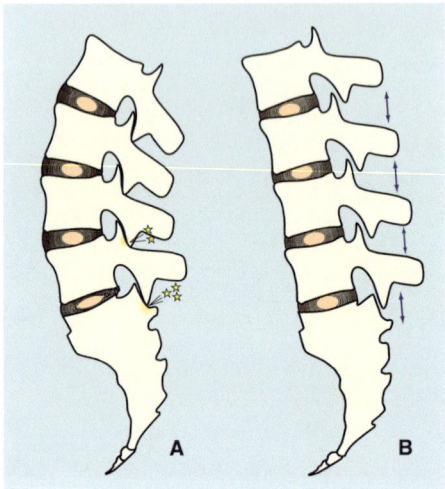

Figuur 2.2 A: Hyperlordose van de lumbale wervelkolom veroorzaakt verhoogde compressie op de facetgewrichten tijdens staan en slenteren met als gevolg toenemende lokale pijn. B: Als men vervolgens gaat zitten, kyfoseert de lumbale wervelkolom, de facetgewrichten worden daarbij ontlast (pijlen) en de pijn verdwijnt.

(zoals bij hockey), vormt een risicofactor. Bij deze patiënte was (en is) hiervan duidelijk sprake.

2.5 Aanvullend onderzoek

De patiënte wordt klinisch onderzocht op algehele hypermobiliteit:
- beide ellebogen kunnen 10° overstrekken;
- patiënte kan de beide duimen op de onderarm plaatsen.

De beightonscore[3] is dus 4: dit wijst op lichte hypermobiliteit.
Hiermee kunnen eveneens de klachten worden verklaard die de patiënte soms heeft aan perifere gewrichten.

> **Beightonscore**
> De beightonscore indiceert of er sprake is van gegeneraliseerde gewrichtslaxiteit.
>> Uitvoering: de patiënt voert de volgende vijf bewegingen uit:
> - De patiënt probeert in stand met gestrekte knieën de handen plat op de grond te plaatsen. Als dit lukt levert dit 1 punt op.
> - Eindstandige (hyper)extensie van de elleboog. Als deze 10° of meer overstrekt kan worden, levert dit 1 punt op per elleboog.
> - De duim wordt passief met de andere hand tegen de volaire zijde van de homolaterale onderarm gelegd. Als dit lukt: 1 punt per duim.

- Passieve dorsaalflexie (hyperextensie) van de vier vingers. Als deze allemaal meer dan 90° in hyperextensie kunnen worden gebracht levert dit 1 punt op per hand.
- Eindstandige extensie van de knie: 1 punt per knie.

In totaal kan men 9 punten halen. Bij 4 punten of meer is er sprake van hypermobiliteit.

Diagnose

Versterkte thoracale kyfose met versterkte cervicale en lumbale lordose bij licht hypermobiliteitssyndroom

2.6 Therapie

De therapie bestaat uit een combinatie van maatregelen.
- Vermindering van sportactiviteiten waarbij de wervelkolom langdurig wordt gebogen. Intensief sporten in voorovergebogen houding is belastend voor de lumbale wervelkolom en lumbale disci. Bovendien wordt ook de anterieure zijde van de thoracale wervels hierbij sterk belast. Hockey is dus niet zo'n geschikte sport voor deze patiënte. Zij kan beter een ander type sport kiezen.
- Krachttraining van rompspieren (vooral de extensoren), beenspieren en armspieren teneinde de dynamische stabiliteit van de gewrichten te verbeteren. De patiënte krijgt hiervoor fitnessachtige oefeningen in de vorm van squats en openketenoefeningen voor de armen met dumbells. Daarbij krijgt zij grondoefeningen voor de rompspieren.
- Strekoefeningen van de thoracale wervelkolom (figuur 2.3).
- Houdingsinstructies voor de nek in verband met de anteropositie van het hoofd.
- Houdingsinstructies voor de lage rug in verband met de lumbale hyperlordose (▶ bijlage I).
- Rekoefeningen van de mm. pectorales major en minor.

De *spierversterkende* oefeningen dienen minimaal drie maanden dagelijks te worden uitgevoerd. Daarna kan men de frequentie verminderen naar twee keer per week teneinde de opgebouwde kracht te onderhouden.

De genoemde maatregelen kunnen de situatie verbeteren, maar zullen de vorm van de wervelkolom niet meer veranderen. Vooral statische belastingen kunnen weer leiden tot rug- en/of nekpijn. Bekend is dat mensen die een versterkte kyfose hebben ten gevolge van de ziekte van Scheuermann op latere leeftijd een wat groter risico lopen om rugpijn te krijgen.[4] De verschillen met 'gezonde' mensen zijn echter niet groot.[5] Deze patiënte loopt wat meer risico dan gemiddeld vanwege de van nature aanwezige laxiteit in de gewrichten.

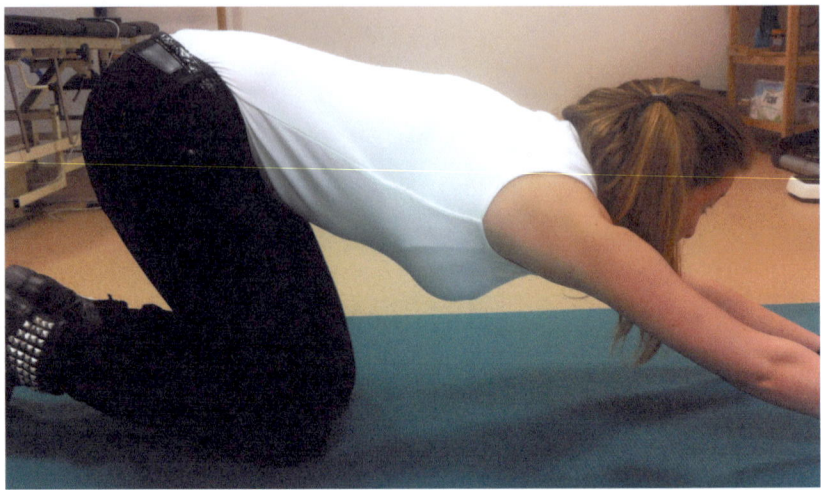

Figuur 2.3 Strekoefeningen van de thoracale wervelkolom.

2.7 Follow-up

De patiënte moet kort na aanvang van de therapie naar het buitenland. Er is geen follow-up beschikbaar.

Literatuur

1. Verhaar JAN, Linden AJ van der. Orthopedie. Houten/Diegem: Bohn Stafleu van Loghum, 2001.
2. Staheli LT. Fundamentals of pediatric orthopedics. Third edition. Philadelphia: Lippincott Williams & Wilkins, 2003.
3. Beighton PH, Horan F. Orthopedic aspects of the Ehlers-Danlos syndrome. J Bone Joint Surg [Br]. 1969; 51: 444–53. partial dislocation; joint partly slips out and slips back in easily.
4. Ristolainen L, Kettunen JA, Heliövaara M, Kujala UM, Heinonen A, Schlenzka D. Untreated Scheuermann's disease: a 37-year follow-up study. Eur Spine J. 2011 Nov 22.
5. Murray PM, Weinstein SL, Spratt KF. The natural history and long-term follow-up of Scheuermann kyphosis. J Bone Joint Surg Am. 1993 Feb;75(2):236–48.

Addendum: ziekte van Scheuermann

Koos van Nugteren

Holger Werfel Scheuermann (1877-1960) was een orthopedisch chirurg te Kopenhagen.

3.1 Inleiding

Toen in de loop van de evolutie primaten op twee benen gingen lopen, veranderden de krachten die op de wervelkolom inwerkten essentieel. Er ontstonden axiale belastingen op wervels en tussenwervelschijven. Om abrupte axiale belasting te verminderen evolueerde de wervelkolom zich tot een verende, gekromde structuur met cervicaal een lordose, thoracaal een kyfose en lumbaal weer een lordose. Axiale krachten werden opgevangen door vergroting van deze kyfolordotische kromming tijdens belasting; om te voorkomen dat de wervelkolom hierbij te ver zou krommen, ontwikkelden zich stevige ligamenten aan de convexe zijden van de wervelkolom. Bij toename van de kromming komen de ligamenten op rek. Er ontstaan daarbij echter ook *compressie*krachten aan de *concave* zijde van de wervelkolom. Niet altijd is de mens in staat de axiale compressiekrachten aan de concave zijde van de wervelkolom op te vangen. Er zijn twee perioden in het leven waarbij relatief gemakkelijk letsel kan ontstaan.

1. Tijdens de groei: dit geldt vooral in de tienerjaren als de kraakbenige groeischijven in de wervellichamen (figuur 3.1) relatief kwetsbaar zijn en de tieners, al of niet tijdens sporten, de wervelkolom zwaar belasten. Gemiddeld eindigt de groei van de wervelkolom bij meisjes op 14-jarige en bij jongens op 16-jarige leeftijd. De groeikernen binnen een wervellichaam fuseren echter pas rond 25-jarige leeftijd.[1]
2. Op oudere leeftijd: dit geldt vooral voor vrouwen na de menopauze, als wervellichamen door osteoporose kwetsbaar zijn (figuur 3.2).

■ **Anterieure compressie**

Vooral de thoracale wervelkolom blijkt gevoelig te zijn voor *anterieure* compressiekrachten. De wervellichamen kunnen aan de voorzijde door compressie inzakken zodat de kyfose sterker wordt. Hierdoor ontstaat een versterkte wigvorm van het wervellichaam. In de jeugd staat dit beeld bekend als de ziekte van Scheuermann ofwel de adolescentenkyfose. Aangezien de ossificerende kraakbenige groeischijven hierbij aangedaan zijn, spreekt men ook wel van een osteochondrose. De aandoening komt min of meer overeen met de ziekte van Perthes, waarbij de nog jonge heupkop langzaam inzakt door osteochondrotische veranderingen van het kraakbenige bot.

3.2 Incidentie

De ziekte van Scheuermann komt voor bij 0,5% tot 8% van de bevolking. Er is geen duidelijk verschil in incidentie tussen mannen en vrouwen.[2] De aandoening komt vrij vaak voor in dezelfde familie. Het vermoeden bestaat dat verhoogde concentraties groeihormoon in het bloed ook een verhoogde kans geven op het krijgen van de aandoening.[2] Patiënten met de ziekte van Scheuermann zijn gemiddeld iets langer en zwaarder dan mensen die niet zijn aangedaan.[3]

Klachten ten gevolge van de ziekte van Scheuermann ontstaan meestal op tienerleeftijd, maar kunnen ook pas daarna optreden.[4] De aandoening kan ook symptoomloos bestaan.

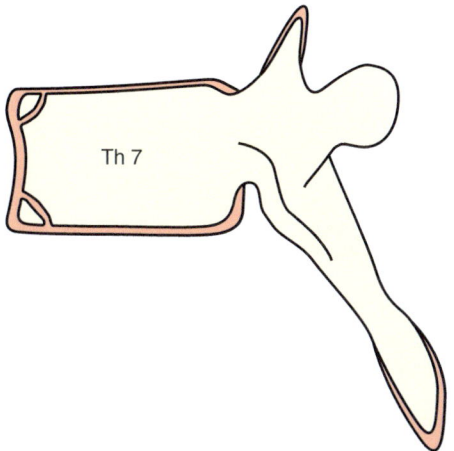

Figuur 3.1 Tijdens de groei zijn er nog kraakbenige groeischijven en groeikernen (ringepifysen) in de wervels aanwezig.

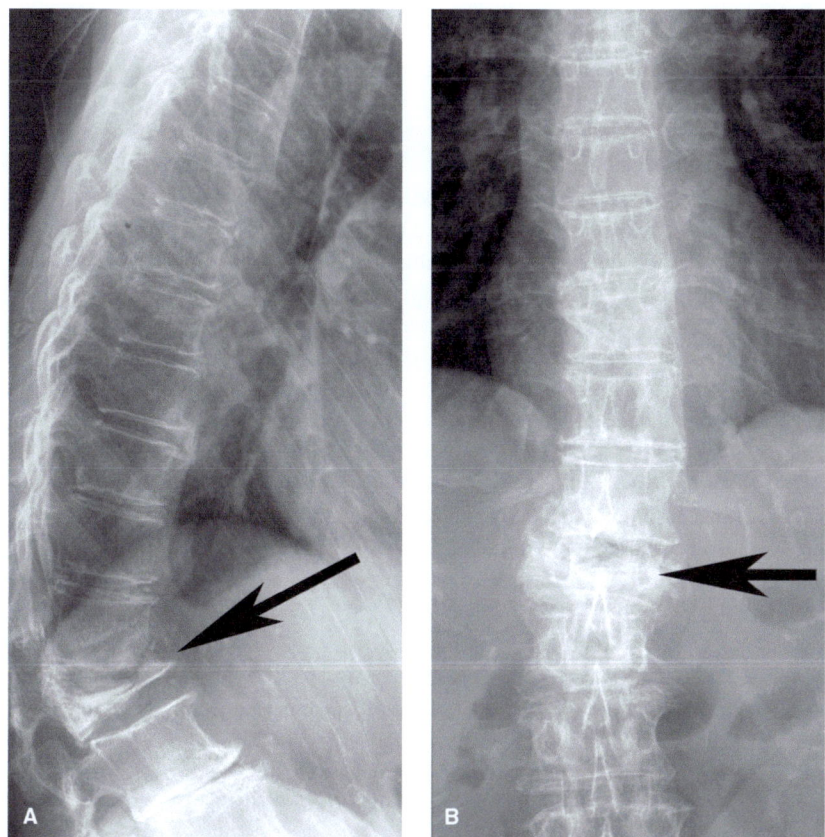

Figuur 3.2 A: Deze conventionele laterale röntgenfoto toont een wervelinzakking bij een 74-jarige vrouw met osteoporose. B: De conventionele voor-achterwaartse röntgenfoto toont dezelfde wervelinzakking.

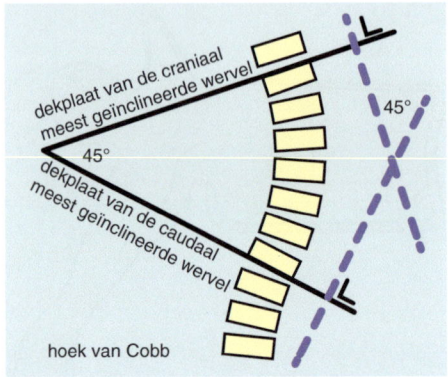

Figuur 3.3 De kromming wordt gemeten met de hoek van Cobb.

3.3 Ziektebeeld

Per definitie spreekt men van de ziekte van Scheuermann als drie opeenvolgende wervels een kyfotische kromming hebben van 5° of meer. De mate van kromming van de thoracale wervelkolom is zeer divers. Een normale thoracale kyfose heeft een kromming tussen 20° en 45°.[5,6] Meestal is de kromming bij een patiënt met de ziekte van Scheuermann groter dan 50°.[6] De kromming wordt gemeten met de hoek van Cobb (figuur 3.3).

Versterkte lordose

De sterke kyfotische thoracale kromming heeft ook consequenties voor de aangrenzende cervicale en lumbale lordose die beide sterker zijn dan normaal. Onder andere ontstaat hierdoor een anteropositie van het hoofd. Verder veroorzaakt de sterkere lumbale lordose vaak lumbago op latere leeftijd.

Schmorlse noduli

Osteochondrose van de groeiende wervel leidt gemakkelijk tot defecten in de kraakbenige sluitplaten van de wervels. Hierdoor kan discusmateriaal binnendringen in de defecte wervel, die reageert met sclerose[1] van het aangrenzende bot. Dit is zichtbaar op een röntgenfoto en wordt een nodulus van Schmorl ofwel 'Schmorl-Knötchen' genoemd. Dit verschijnsel wordt bij ongeveer de helft van de scheuermannpatiënten waargenomen op röntgenfoto's.[7] Ook gezonde mensen vertonen soms schmorlse noduli. Dit röntgenbeeld wijst dus niet per definitie op pathologie.

De aangedane wervel kan door het anterieure defect in sterkere mate wigvormig worden. De discus die doordringt tot in de sluitplaat van de wervel, wordt eveneens aan de anterieure zijde smaller. In beide gevallen zal kyfosering van het segment ontstaan.

Scoliose

In veel gevallen is er naast de uitgesproken thoracale kyfose ook sprake van een geringe thoracolumbale scoliose. Zo'n scoliose wordt gezien in ongeveer een derde van de gevallen. Een dergelijke scoliose heeft niet het type curve van de idiopathische scoliose. De idiopathische scoliose wordt namelijk gekenmerkt door een rechtsconvexe curve op thoracaal niveau (zie ▶ H. 6), terwijl dat bij de 'scheuermannscoliose' normaliter niet het geval is.

---

1 Sclerose = verharding.

3.3.1 Natuurlijk verloop

Het natuurlijke verloop van de ziekte van Scheuermann is in het algemeen gunstig. Zodra de wervelkolom verbeend is, kan de aandoening niet meer verergeren en is er eigenlijk alleen sprake van een vormverandering van de wervelkolom ten opzichte van de vorm van een gemiddelde wervelkolom. Deze vormverandering is vaak, maar niet altijd, asymptomatisch. Gemiddeld hebben mensen met de ziekte van Scheuermann op latere leeftijd meer kans op rugpijn, al of niet met uitstraling naar de benen.[3]

> Ristolainen et al. (2011)[3] onderzochten of patiënten met de ziekte van Scheuermann op lange termijn meer pijn of functionele beperkingen hadden dan een controlegroep. De gemiddelde follow-uptijd bedroeg 37 jaar. Significante verschillen werden gevonden voor rugpijn al of niet met uitstraling in een of twee benen. Verder hadden scheuermannpatiënten gemiddeld meer moeite met traplopen. Klinisch waren de verschillen erg klein. Opmerkelijk was dat de sterkte van de kyfose geen verband hield met de mate van klachten.
> Murray et al. (1993)[8] deden eenzelfde type onderzoek bij patiënten met een gemiddelde kyfosehoek van 71° en een gemiddelde follow-up van 32 jaar. Zij vonden *geen* verschillen met de controlegroep voor wat betreft het niveau van opleiding, type beroep, de incidentie van rugpijn, medicijngebruik, sensibiliteitsverlies van de benen, uitoefenen van recreatieve sporten, het gemiddelde activiteitenniveau in het dagelijks leven en mate van zelfwaardering.
> Mensen met een kyfosehoek van meer dan 85° waren vaker niet getrouwd dan mensen met een kleinere kyfosehoek. Ook hadden zij een kleinere longcapaciteit.
> Concluderend kan men stellen dat de aandoening in het algemeen geen grote impact op het leven heeft.

3.4 Symptomatologie[9]

- Versterkte thoracale kyfose (> 45°) waarbij drie opeenvolgende wervels een kromming van meer dan 5° ten opzichte van elkaar hebben.
- Compensatoir een versterkte cervicale lordose en lumbale lordose.
- Soms is er sprake van een milde scoliose.
- Een zeurende pijn ter plaatse van het meest convexe deel van de thoracale kyfose.
- Verkorting van de hamstrings en m. iliopsoas.
- Alleen in zeldzame gevallen kunnen neurologische symptomen ontstaan door compressie van het ruggenmerg.

3.5 Complicaties

Complicaties zijn zeldzaam. Vooral compressie van het ruggenmerg wordt beschreven als mogelijke complicatie.

Mogelijke oorzaken van complicaties zijn:
- Het afglijden van een wervel ten gevolge van een te grote misvorming van het wervellichaam. Dit gebeurt meestal op de plaats waar de kromming het sterkst is.
- Een herniatie van de discus in de richting van het wervelkanaal. Een discushernia kan op tienerleeftijd ontstaan door te grote toename van de kromming, of op volwassen leeftijd ten gevolge van degeneratie van de discus. De hernia treedt gewoonlijk op ter plaatse van de wervelkolom waar de kromming het sterkst is.

3.6 Therapie

Het natuurlijke beloop van de aandoening is in het algemeen gunstig. In veel gevallen betreft het dus een *self limiting disease*. Toch is het verstandig om vooral tijdens de groei een aantal leefregels in acht te nemen. Verder is uit een onderzoek gebleken dat oefentherapie bij een patiëntengroep van 17 tot 21 jaar een pijnverminderend effect heeft.[10]

- Zwaar belasten van de thoracale wervelkolom heeft waarschijnlijk nadelige invloed.[5] Een aantal vormen van sport kan men dan ook beter vermijden. Zo is enige terughoudendheid verstandig voor het intensief beoefenen van krachtsport, sporten waarbij veel kyfosering optreedt, zoals hockey, en sporten waarbij veel wordt gesprongen, zoals basketbal en korfbal.
- Houdingsinstructie: veelvuldig zitten in een gebogen houding wordt afgeraden.
- Spierversterking van de extensoren van de romp.
- Regelmatig uitvoeren van passieve en actieve strekoefeningen voor de thoracale wervelkolom teneinde voldoende mobiliteit van de extensie te behouden.
- Bestrijden van spierverkortingen: rekken van m. pectoralis major, hamstrings en m. iliopsoas.
- In ernstige gevallen (cobbhoek > 60° maar < 80°) kan men gebruikmaken van extensiebraces of gipscorsetten.
- Pas in zeer ernstige gevallen (hoek van Cobb > 80°) waarbij ruggenmerg gecomprimeerd wordt, kan men denken aan operatief ingrijpen waarbij de thoracale wervelkolom gefixeerd wordt in een minder geflecteerde positie.
- In geval van een thoracolumbaal gelokaliseerde ziekte van Scheuermann zal men sneller overgaan tot ingrijpende maatregelen zoals een brace of operatie (zie ▶ H. 4).

Literatuur

1. Heeg M, Visser JD. Een consult kinderorthopedie. Groei, groeistoornissen, letsels tijdens de groei. Groningen: Van Denderen, 2010.

Literatuur

2. Ascani E, Salsano V, Giglio G. The incidence and early detection of spinal deformities. A study based on the screening of 16,104 schoolchildren. Ital J Orthop Traumatol. 1977 Apr;3(1):111–7.
3. Ristolainen L, Kettunen JA, Heliövaara M, Kujala UM, Heinonen A, Schlenzka D. Untreated Scheuermann's disease: a 37-year follow-up study. Eur Spine J. 2011 Nov 22.
4. Wood KB, Melikian R, Villamil F. Adult Scheuermann kyphosis: evaluation, management, and new developments. J Am Acad Orthop Surg. 2012 Feb;20(2):113–21.
5. Verhaar JAN, Linden AJ van der. Orthopedie. Houten/Diegem: Bohn Stafleu van Loghum, 2001.
6. Staheli LT. Fundamentals of pediatric orthopedics. Third edition. Philadelphia: Lippincott Williams & Wilkins, 2003.
7. Schmidt H, Freyschmidt J. Borderlands of Normal and Early Pathological Findings in Skeletal Radiography. Kohler/Zimmer. Fourth edition. New York: Thieme Medical Publishers Inc, 1993. Pagina 517.
8. Murray PM, Weinstein SL, Spratt KF. The natural history and long-term follow-up of Scheuermann kyphosis. J Bone Joint Surg Am. 1993 Feb;75(2):236–48.
9. Tsirikos AI, Jain AK. Scheuermann's kyphosis; current controversies. J Bone Joint Surg Br. 2011 Jul;93(7):857–64.
10. Weiss HR, Dieckmann J, Gerner HJ. Effect of intensive rehabilitation on pain in patients with Scheuermann's disease. Stud Health Technol Inform. 2002;88:254–7.

Enkele jaren bestaande pijn in de thoracolumbale regio bij een 14-jarige jongen

Jef Michielsen

> Een 14-jarige jongen klaagde al enkele jaren over pijn in de rug. Aanvankelijk was de pijn hoog-lumbaal gelokaliseerd, maar recent ook laag-lumbaal met uitstraling naar beide benen, erg wisselend van lokalisatie, nu eens rechts, dan eens links en soms ook tegelijkertijd in de beide onderste ledematen. Af en toe was er een gestoord gevoel in de voeten en de benen.
> De jongen beoefende verschillende sporten op een tamelijk intensief niveau. Vooral tijdens het sporten ondervond hij hinder van de pijnklachten. Ondanks de klachten was hij altijd blijven sporten.
> Van een eerder bezochte orthopeed kreeg de jongen een brace, die hij echter nauwelijks droeg.

4.1 Inspectie

We zien een gespierde jongeman met een duidelijk thoracolumbale hyperkyfose.

4.2 Functieonderzoek

- Vrijwel normale mobiliteit van de thoracale en lumbale wervelkolom aanwezig, enkel de extensie is licht beperkt en pijnlijk.
- In bijna alle dermatomen van de onderste extremiteiten is er sprake van sensibiliteitsstoornissen.
- De voetzoolreflex volgens Babinski is bilateraal positief.
- Er is een duidelijke hyperreflexie van de kniepeesreflex en de achillespeesreflex, beiderzijds. Bij het testen van de achillespeesreflex treedt onmiddellijk een clonus op.

4.3 Aanvullend onderzoek

Röntgen   Röntgenonderzoek van de thoracolumbale wervelkolom laat een belangrijk gelokaliseerd scheuermannletsel zien ter hoogte van T12, resulterend in een thoracolumbale kyfose (figuur 4.1).

MRI   Een sagittale MRI-opname (figuur 4.2) bevestigt het grote defect aan de voorzijde van T12 en de hieruit resulterende wigvorm van het corpus van T12. Als gevolg hiervan is T11 naar voren gekanteld, waardoor het dorsodistale deel van het corpus het spinale kanaal vernauwt, met duidelijke druk op het ruggenmerg. De axiale MRI-opname bevestigt een vernauwing van het spinale kanaal, met druk op het ruggenmerg.

Hierbij dient te worden opgemerkt dat de lokalisatie van de apex van de kyfose belangrijk is: zo zal een cobbhoek van 60° ter hoogte van T6 minder belangrijke effecten hebben dan een cobbhoek van 30° graden ter hoogte van T10.

De verdere technische evaluatie bij deze patiënt neemt enkele weken tijd in beslag en in deze periode vindt bij de patiënt een ernstige achteruitgang plaats. Hij heeft grote problemen met lopen en kan nauwelijks nog een afstand van honderd meter afleggen.

4.3 · Aanvullend onderzoek

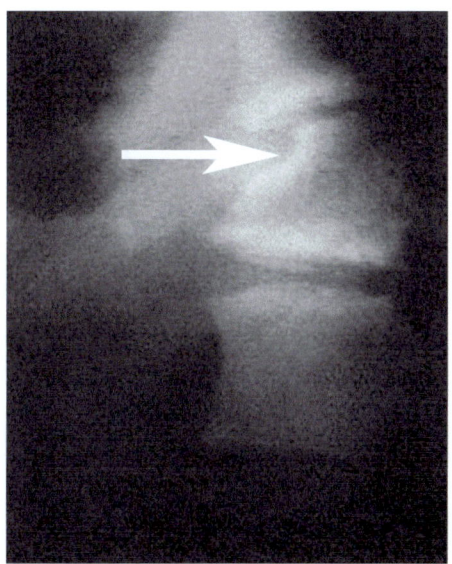

Figuur 4.1 Conventionele röntgenopname van de thoracolumbale wervelkolom toont een belangrijk scheuermannletsel ter hoogte van T12.

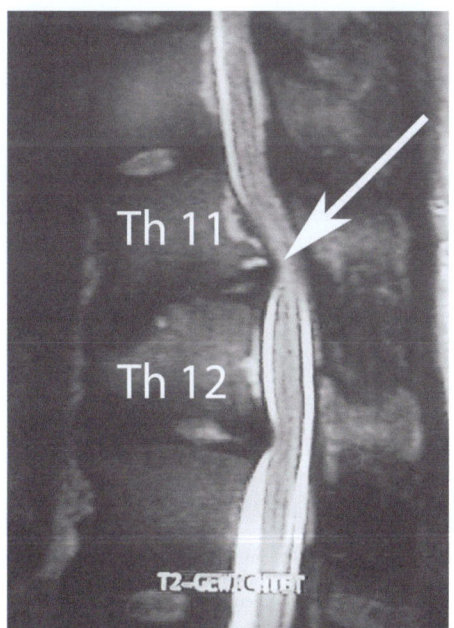

Figuur 4.2 Sagittale MRI-opname bevestigt het grote defect aan de voorzijde van T12 en de hieruit resulterende wigvorm van het corpus van T12. Als gevolg hiervan is T11 naar voren gekanteld, met secundaire spinale stenose.

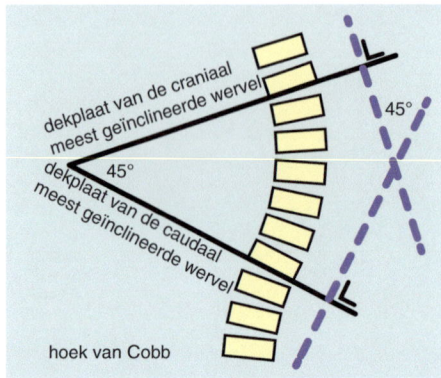

Figuur 4.3 Meting van de kyfosehoek volgens Cobb. De stippellijnen staan loodrecht op de zwarte lijnen. Zij worden als hulplijnen gebruikt om de hoek te kunnen meten.

Diagnose

Ziekte van Scheuermann met lokaal kyfoserend effect en kanteling van T11 waardoor ruggenmergcompressie is opgetreden.

Ziekte van Scheuermann: thoracale en thoracolumbale vorm

Hyperkyfose bij kinderen als gevolg van de ziekte van Scheuermann heeft een incidentie die varieert van 0,5 tot 8%, afhankelijk van de interpretatie van de röntgenfoto's. Het klassieke criterium dat hierbij wordt gehanteerd, is dat er ten minste drie opeenvolgende wervels met een wigvormige afplatting van meer dan vijf graden moeten zijn.

Men onderscheidt twee vormen van deze sagittale disbalans:
a) de thoracale vorm;
b) de thoracolumbale vorm.

a) De thoracale vorm
Hierbij bestaan er verschillende aan elkaar grenzende wigvormige wervels die resulteren in een toename van de thoracale kyfose. Deze afwijking kan asymptomatisch bestaan, of gepaard gaan met lokale pijn.

De behandeling van deze aandoening is afhankelijk van de ernst van de curve, gemeten volgens de hoek van Cobb (figuur 4.3). In het algemeen gaat men ervan uit dat bij een curve tot 60° geen behandeling noodzakelijk is.

b) De thoracolumbale vorm
Bij de thoracolumbale vorm is er meestal sprake van necrose van de ringepifyse, waardoor een lokale kyfose tijdens een groeispurt zeer snel kan toenemen. Deze patiënten kunnen, zoals beschreven in de casus, op vrij korte termijn ernstige neurologische symptomen ontwikkelen.

4.4 Therapie

Voor een thoracaal gelokaliseerde vorm van de ziekte van Scheuermann kan men de volgende regels als leidraad voor de behandeling gebruiken.

4.4.1 Cobbhoek < 60°

Is er röntgenologisch een abnormale curve aantoonbaar (maar kleiner dan 60°) als gevolg van een scheuermannlaesie en heeft de patiënt *ook pijnklachten*, dan bestaat de behandeling uit een beperking van de (sport)belasting alsmede houdingscorrigerende oefentherapie: voorzichtig thoracaal mobiliseren, rugextensoren versterken en vooral rekkingsoefeningen van de mm. pectorales minor en major.

Is er röntgenologisch wel een abnormale curve aantoonbaar (maar kleiner dan 60°) als gevolg van een scheuermannlaesie en zijn er *geen pijnklachten*, dan hoeft men geen behandeling in te stellen en evenmin een sportbeperking op te leggen.

4.4.2 Cobbhoek > 60° maar < 80°

Is de cobbhoek groter dan 60°, maar kleiner dan 80°, dan wordt bij een groeiend kind een actieve bracebehandeling ingesteld, meestal een milwaukeebrace, om de anterieure verplaatsing van het hoofd en de cervicale wervelkolom te kunnen corrigeren. De brace wordt 23 uur per dag gedragen (hij mag alleen even af bij het wassen), gedurende minimaal een jaar. Met een dergelijke behandeling wordt meestal begonnen tussen het twaalfde en vijftiende levensjaar.

Brace

Na het jaar van fulltime bracing wordt geleidelijk overgegaan op parttime bracing: de brace wordt alleen nog 's nachts gedragen. Dit duurt totdat de groei vrijwel gestopt is.

4.4.3 Cobbhoek > 80°

Wanneer een curve niet kan worden beïnvloed met bracebehandeling, of wanneer een curve meer dan 80° bedraagt, dient chirurgisch te worden ingegrepen. In het merendeel van de gevallen kan men bij kinderen een posterieure spondylodese met correctie uitvoeren. Is de curve echter zeer rigide, dan zal men eerst een anterieure release uitvoeren en in een later stadium een posterieure correctie met spondylodese.

Operatie

Voor de vormen die zich manifesteren ter hoogte van de thoracolumbale overgang, stelt men sneller een behandeling in, vanwege het meer uitgesproken verstorende effect op de sagittale balans: zo wordt direct begonnen met een thoracolumbale hyperextensiebrace, teneinde de lokale kyfose (gedeeltelijk) te corrigeren. Zolang er nog groei in de beschadigde ringepifyse bestaat, is partiële correctie mogelijk.

Als er neurologische symptomen optreden, zal men meestal besluiten een anterieure correctie uit te voeren: hierbij wordt de ruggenmergcompressie opgeheven door

Neurologische symptomen

een resectie van het betrokken wervellichaam en wordt de sagittale balans hersteld door een lokale spondylodese.

Deze laatste therapie werd bij de hiervoor besproken patiënt toegepast, met een volledige regressie van de neurologische problematiek.

Een 14-jarig meisje met een asafwijking van de wervelkolom

Jef Michielsen

Bij een asafwijking van de wervelkolom is er sprake van een abnormale kromming van de wervelkolom in het frontale, sagittale en/of transversale vlak.

> Een 13-jarig meisje werd door de schoolarts verwezen naar een fysiotherapeut vanwege een scoliose van de wervelkolom. De arts stelde als behandeling posturale oefentherapie voor. Gedurende een jaar voerde het meisje de oefeningen plichtsgetrouw uit. Daarna werd ze echter opnieuw verwezen, maar nu naar de orthopeed, vanwege een toename van de scoliose die werd opgemerkt door de omgeving. Zij is dan 14 jaar.

■ Status praesens

De patiënte heeft geen pijnklachten en functioneert verder normaal. Er zijn geen antecedenten in haar persoonlijke anamnese. De familieanamnese is blanco. Ze menstrueert sinds twee jaar.

5.1 Inspectie

Bij inspectie valt het volgende op:
- Een duidelijke asafwijking met een thoracale bocht naar rechts.
- Asymmetrische iliolumbale driehoeken.
- Geringe asymmetrie van de schoudergordel. Afstaand schouderblad rechts.
- Er is geen verschil in beenlengte en het bekken is horizontaal.
- Bij vooroverbuigen is er een duidelijke gibbus aanwezig: rechts, thoracaal.

5.2 Functieonderzoek

Het functieonderzoek van de wervelkolom en de onderste extremiteiten is volledig normaal. Ook het neurologisch onderzoek toont geen bijzonderheden.

5.3 Aanvullend onderzoek

Conventioneel röntgenonderzoek in stand toont op de voor-achterwaartse full spine-opname een duidelijke scoliose (figuur 5.1 en figuur 5.2) met een hoek van Cobb, T4-T12, van 53° (figuur 5.2B).

Bending-opname   AP bending-opname[1] naar links laat zien dat de lumbale component van de curve volledig flexibel is. De lumbale wervelkolom behoort tot het compenserende deel van de asafwijking en hoeft niet geïncludeerd te worden in eventuele chirurgie (figuur 5.3A).

AP bending naar rechts (figuur 5.3B) leert dat de thoracale component van de asafwijking niet volledig corrigeert. Deze curve is het structurele deel van de scoliose. Er is sprake van een behoorlijke flexibiliteit: de oorspronkelijke cobbwaarde corrigeert voor 50%.

---

1   Bij een bending-opname devieert de patiënt naar links en naar rechts terwijl een voor-achterwaartse (AP) röntgenopname gemaakt wordt.

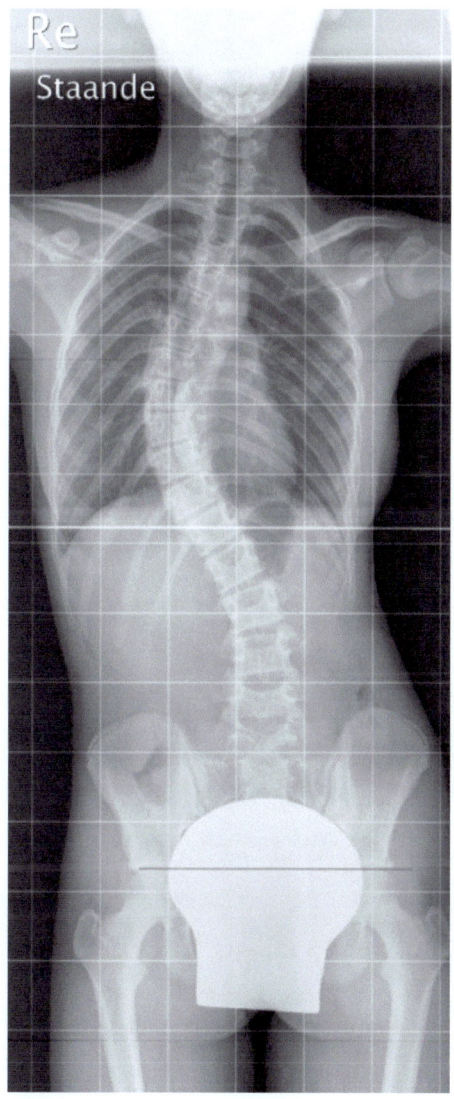

Figuur 5.1 Voor-achterwaartse röntgenfoto, full spine.

Diagnose
Idiopathische progressieve scoliose, dextroconvex, met een hoek van Cobb gemeten tussen T4 en T12 van 53,2°.

5.4 Therapie

Aangezien de hoek van Cobb > 45° is en de patiënte nog relatief jong is, bestaat zeer grote kans op progressie van de scoliose. Daarom wordt besloten tot een chirurgische correctie. In dit geval wordt gekozen voor een posterieure benadering.

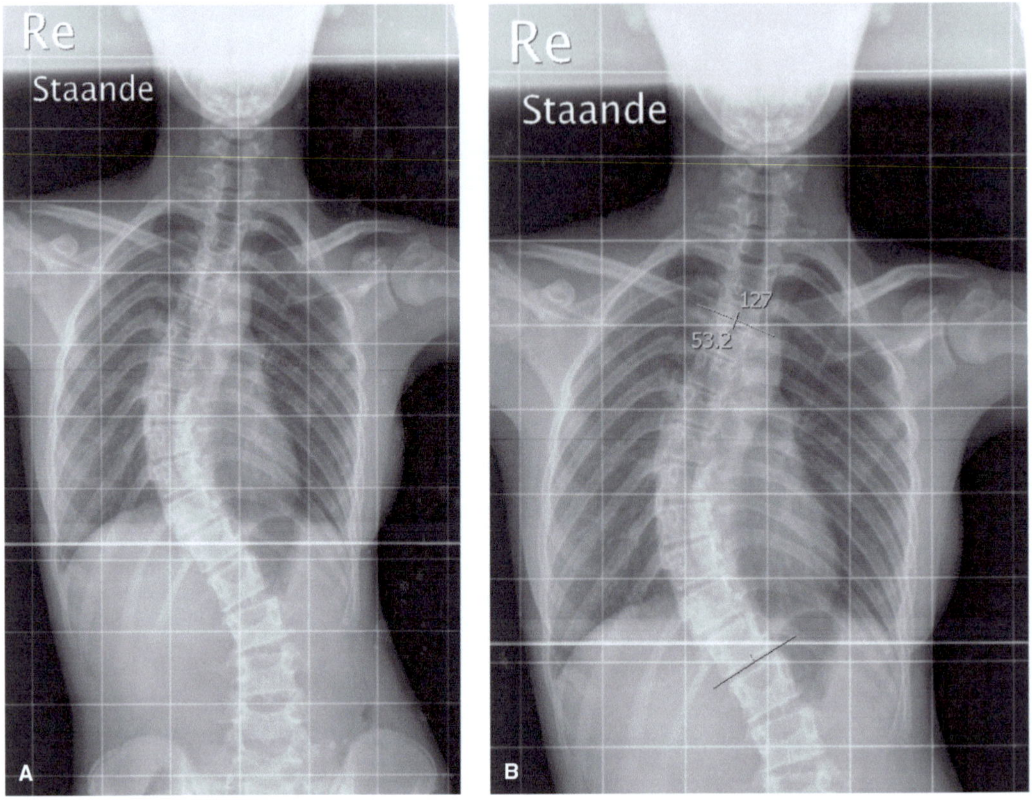

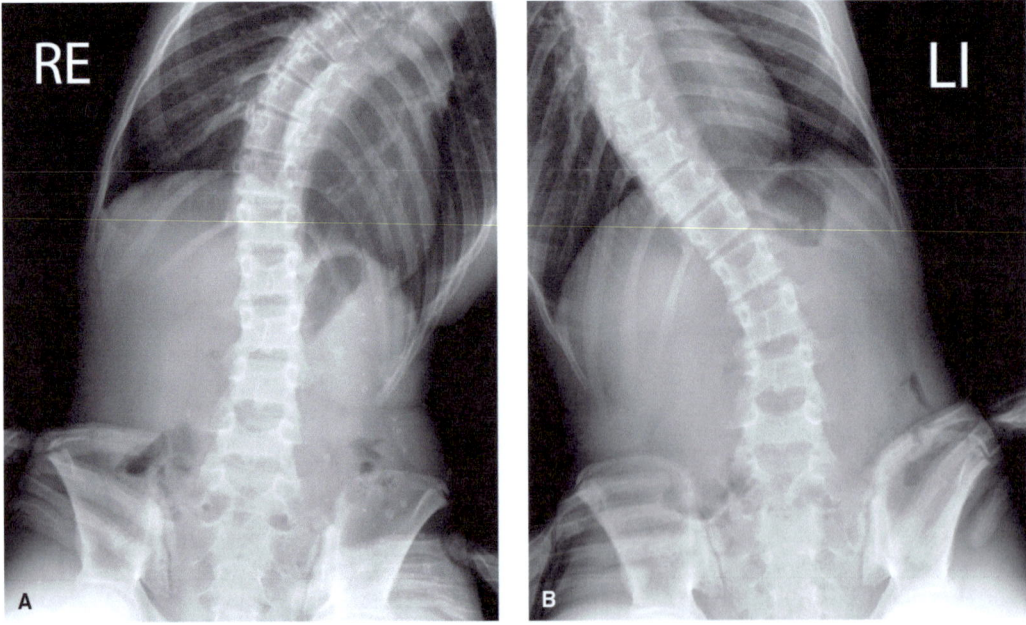

Figuur 5.2 A: Voor-achterwaartse röntgenfoto, full spine, detailopname. B: Meting volgens Cobb (T4-T12: 53°).

Figuur 5.3 A: Voor-achterwaartse röntgenfoto: bending naar links. B: Voor-achterwaartse röntgenfoto: bending naar rechts.

5.4 · Therapie

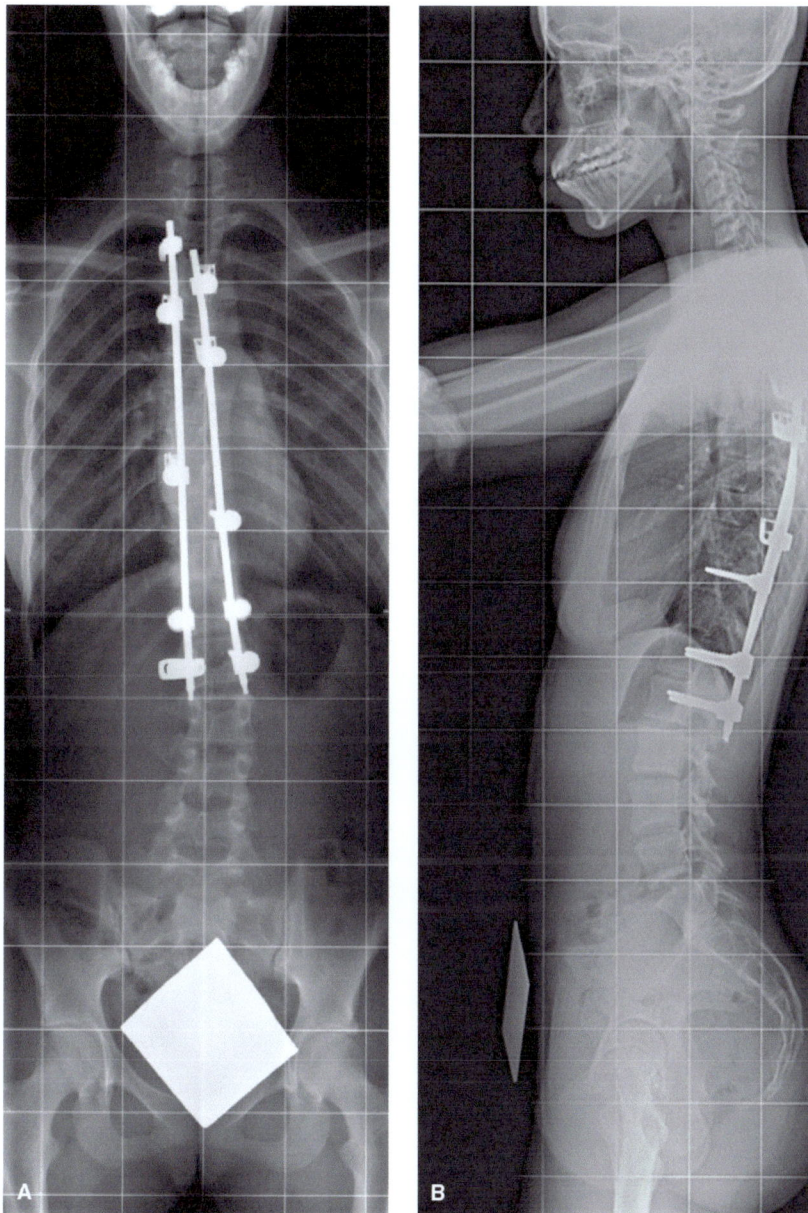

Figuur 5.4 A: Correctie in het frontale vlak. B: Correctie in het sagittale vlak.

Als de curve erg stijf is, kan men via een anterieure benadering de curve flexibel maken door de disci over verschillende segmenten te verwijderen (anterior release). Nadien kan men via een *posterieure* benadering de curve corrigeren en stabiliseren. Als de curve minder stijf is, kan men volstaan met alleen een posterieure benadering.

Er wordt een correctiefixatie uitgevoerd van T3 tot L1, met een goede balans in het frontale (◘ figuur 5.4A) en sagittale (◘ figuur 5.4B) vlak. Door deze ingreep is ook de gibbus gedeeltelijk gecorrigeerd.

Als de patiënte verder geen hinder ondervindt van het ingebrachte materiaal, kan dit gewoon blijven zitten. Enkel bij lokale hinder (soms bij magere meisjes), wordt het materiaal verwijderd. Er moet dan wel voldoende botgroei in het operatiegebied hebben plaatsgevonden. Hiervoor moet het osteosynthesemateriaal minstens een jaar blijven zitten.

5.5 Follow-up

In de daaropvolgende twee jaar blijft de curve onveranderd. Verdere follow-up is nog niet beschikbaar.

Addendum: idiopathische scoliose

Jef Michielsen

6.1 Inleiding

Een scoliose wordt gedefinieerd als een laterale asafwijking op een staande röntgenfoto, waarbij een hoek >10° wordt gemeten met de methode van Cobb.[1]

Een scoliose kan allerlei oorzaken hebben. Meestal is de oorzaak echter niet bekend. Vooral bij kinderen en adolescenten is dat het geval; men spreekt dan van een idiopathische scoliose. Bij de idiopathische scoliose is er *geen* sprake van een aangeboren wervelafwijking of een ziekte die de scoliose kan verklaren.

Een idiopathische scoliose is de meest voorkomende asafwijking van de wervelkolom.[1]

> **Methode van Cobb**[2]
>
> Om deze methode correct te kunnen toepassen is het noodzakelijk om op de röntgenfoto enkele belangrijke wervels te definiëren. Een 'arm' van de kromming – bij een C-vormige curve beschrijft men één arm, bij een S-vormige curve beschrijft men twee armen – wordt beschreven door één apicale wervel en twee eindwervels. De apicale of topwervel is de meest horizontale wervel. Deze wervel is ook het meest geroteerd. De eindwervel is de meest gekantelde wervel, die ook het minst geroteerd is.
>
> Men construeert nu een lijn parallel aan de bovenste dekplaat van de bovenste eindwervel, en een lijn parallel aan de onderste dekplaat van de onderste eindwervel. Om de hoek te bepalen tussen deze lijnen is het handig een loodrechte op de lijnen te construeren en zo de hoek te meten (figuur 6.1).
>
> Bij de patiënte uit ▶ H. 5 is de bovenste eindwervel T4, de apicale wervel ligt tussen T8-T9 en de onderste eindwervel is L1.

6.2 Classificatie

Men kan een idiopathische scoliose classificeren naar leeftijd waarop de scoliose ontstaat of naar vorm.

Naar leeftijd

Naar *leeftijd* maakt men een onderscheid tussen:
- een infantiele curve: eerste presentatie van de curve < 3 jaar, 1% van de idiopathische curven;
- een juveniele vorm: eerste presentatie tussen 3 en 10 jaar, 10-21% van de idiopathische curven;
- een adolescente vorm: eerste presentatie tussen de leeftijd van 10 jaar en skeletale maturiteit. Deze vorm komt het meest voor.

Naar vorm

Naar *vorm* maakt men een onderscheid tussen S-vormige en C-vormige scoliose.

---

1 De hoek van Cobb of cobbhoek werd voor het eerst beschreven door de Amerikaanse orthopedisch chirurg John Robert Cobb (1903-1967).

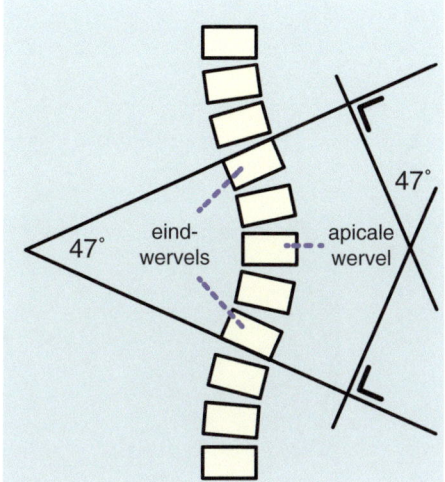

Figuur 6.1 Meting volgens Cobb.

6.3 Prevalentie

Een idiopathische scoliose manifesteert zich bij 2-4% van de kinderen tussen de 10 en 16 jaar.

De prevalentie van een curve > 30° is 0,2%

De verhouding meisjes en jongens is 1:1 voor curven rond 10°, maar wordt 10:1 wanneer men curven > 30° bekijkt. Zeer ernstige scoliose ziet men dus bijna uitsluitend bij meisjes.

6.4 Etiologie

De oorzaak van idiopathische scoliose is nog niet ontrafeld. Men gaat ervan uit dat verschillende factoren een rol spelen. Een van deze factoren is erfelijkheid. Zo heeft men vastgesteld dat het risico op scoliose hoger is in monozygotische tweelingen dan in dizygotische tweelingen en dat de curveprogressie identiek is bij tweelingen die onder invloed staan van verschillende externe milieufactoren.

6.5 Natuurlijk verloop en prognose

Het natuurlijke verloop en de kans op progressie zijn afhankelijk van drie factoren: het geslacht, het nog bestaande groeipotentieel en de grootte van de curve op het ogenblik van de diagnose.

- **Het geslacht**

Meisjes hebben tien keer meer kans dat hun curve zal toenemen dan jongens. Hoe groter de curve bij presentatie en hoe hoger het groeipotentieel, des te meer deze verhoogde neiging tot progressie geldt.

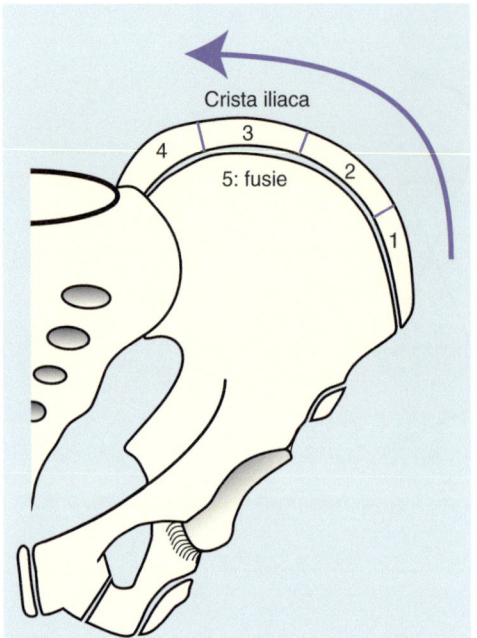 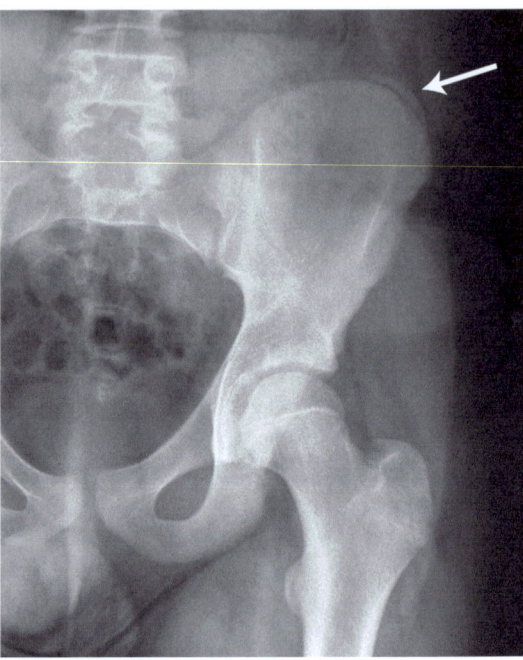

Figuur 6.2 Gradaties van Risser. Daarnaast een conventionele röntgenfoto waarop de nog niet gefuseerde bekkenkam (crista iliaca) is te zien. Bij graad 1 is een kwart van de crista iliaca geossificeerd, bij graad 4 is de gehele crista geossificeerd en bij graad 5 heeft fusie plaatsgevonden tussen de geossificeerde crista en de rest van het bekken.

- **Het nog bestaande groeipotentieel**

Er zijn verschillende methoden om een indruk te krijgen van het nog bestaande groeipotentieel:
- Allereerst kan men informeren naar het tijdstip van de eerste menstruatie: meisjes groeien nog gemiddeld vijf jaar na hun eerste menstruatie.
- Men kan ook gebruikmaken van de tannerstadia[2]: een classificatie die kijkt naar de primaire en secundaire geslachtskenmerken, zoals de grootte van de borsten, de ontwikkeling van de genitaliën en de mate van pubisbeharing. Tannerstadium II-III komt overeen met de groeispurt en is de periode waarin de curve het meeste kans maakt op progressie.
- Ten slotte kan men ook gebruikmaken van de graad van Risser. Deze beschrijft de graad van ossificatie van de bekkenkam, die men op een röntgenfoto kan bestuderen (figuur 6.2).

- **Grootte van de curve bij diagnose**

Als algemene regel kan men stellen dat hoe groter de curve is, gemeten volgens de hoek van Cobb, en hoe groter het groeipotentieel nog is, des te groter is de kans op progressie.

---

2 De tannerstadia (of tannerschaal) zijn voor het eerst beschreven door de Britse kinderarts en endocrinoloog James Mourilyan Tanner (1920-2010).

Voorbeeld:
- Een meisje met een curve van 30° en een Risser 4 heeft weinig kans op curveprogressie.
- Een meisje met een curve van 25° en een Risser 0-1 heeft een grote kans op curveprogressie.

Wanneer een curve bij skeletale maturiteit < 30° meet, is de kans op verdere progressie onmogelijk. Wanneer een curve > 50° meet bij skeletale maturiteit, dan zal de curve blijven toenemen met 1° per jaar.

Pulmonale functie wordt pas verstoord bij een idiopathische curve vanaf 90-100°.

6.6 Klinische kenmerken

Tijdens de anamnese gaat de aandacht uit naar het ogenblik van de eerste menstruatie, naar de aanwezigheid van pijn en naar het optreden van neurologische klachten. Ook vraagt men of er nog andere familieleden bekend zijn met asafwijkingen.

Bij het klinische onderzoek gaat de aandacht naar het bepalen van het stadium volgens Tanner. Verder wordt ook steeds een volledig klinisch-*neurologisch* onderzoek uitgevoerd.

De bekkenstand wordt gecontroleerd: scheefstand van het bekken kan duiden op een ongelijkheid van de onderste extremiteiten. Door met een onderzoekende vinger langs de doornuitsteeksels te glijden kan een idee gevormd worden van de curve: in idiopathische curven is de dorsale component bijna steeds dextroconvex (90% van de curven). Bij een sinistroconvexe curve is beeldvorming met MRI noodzakelijk om medullaire pathologie uit te sluiten.

Naast de thoracale en lumbale afwijkingen van de wervelkolom kan asymmetrie van de iliolumbale driehoeken opvallen. Soms is er ook een schouderdisbalans.

Het meest kenmerkende klinische teken van een 'echte' scoliose is naast de as-afwijking de aanwezigheid van een gibbus of *rib hump*. Een gibbus is een teken van rotatie (figuur 6.3). **Gibbus**

Als screening voor scoliose maakt men meestal gebruik van de test volgens Adam: hierbij wordt de patiënt gevraagd om met de armen gestrekt en de handen in elkaar, voorover te buigen tot de romp horizontaal komt. De onderzoeker kijkt over de romp en merkt een zwelling op ter hoogte van één kant van de thorax (figuur 6.4). De aanwezigheid van deze zwelling duidt op een scoliose met een hoek van Cobb > 10°. De convexiteit van de scoliose bevindt zich aan de kant van de gibbus.

6.6.1 Rode vlaggen

Zogenaamde *red flags* zijn kenmerken van een scoliose die verder onderzoek noodzakelijk maken: een pijnlijke scoliose, snelle progressie van een voorheen stabiele curve, een sinistroconvexe thoracale scoliose, belangrijke stijfheid, toenemen van de curve na het bereiken van skeletale maturiteit en een abnormaal neurologisch onderzoek.

Hoofdstuk 6 · Addendum: idiopathische scoliose

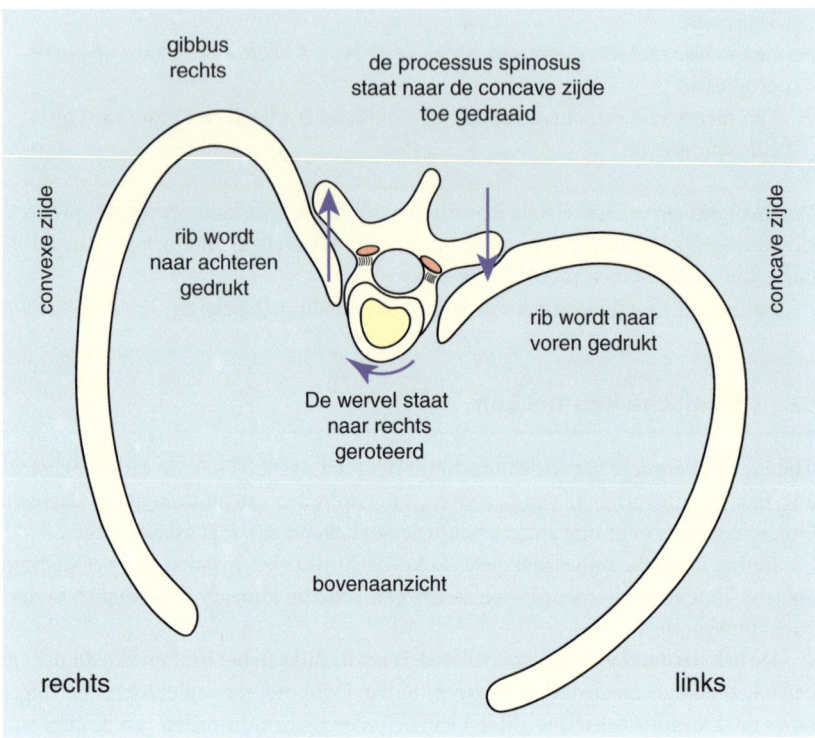

Figuur 6.3 Rib hump en rotatie bij een scoliose.

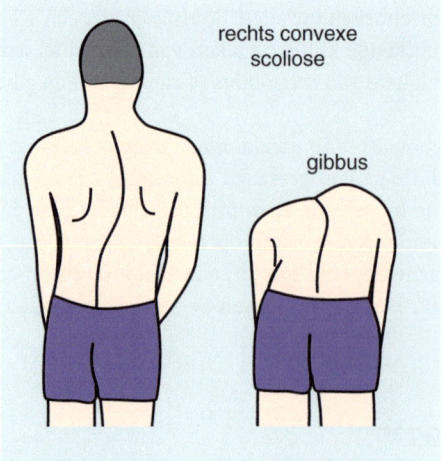

Figuur 6.4 Test volgens Adam.

6.7 Beeldvormend onderzoek

Wanneer een asafwijking vermoed wordt, maakt men een full spine voor-achterwaartse en laterale röntgenfoto. Hierop wordt de totale wervelkolom, van schedel tot en met bekken gevisualiseerd. Deze opname laat toe om de kenmerken van de curve te beschrijven, om een cobbmeting uit te voeren en om de graad van Risser te bepalen.

De aanwezigheid van red flags maakt andere vormen van beeldvorming noodzakelijk zoals MRI, botscan of anderszins.

6.8 Therapie

In de behandeling van een idiopathische scoliose worden verschillende mogelijke therapieën beproefd. Voor fysiotherapie, bio-feedbacktraining, chiropractie en elektrostimulatie zijn in de literatuur geen argumenten te vinden die aantonen dat deze behandelvormen het natuurlijke verloop van een idiopathische scoliose kunnen wijzigen.

Voor bracebehandeling en chirurgie bestaat dergelijke literatuur in overvloed.

- **Brace**

Bracebehandeling stelt zich tot doel de curve te stabiliseren: tijdens de behandeling lijkt het vaak dat men de curve kan corrigeren, maar op het einde van de behandeling spreekt men van een succes als de grootte van de curve *niet* is toegenomen.

Nadeel van de bracebehandeling is de noodzaak dat de patiënt expliciet meewerkt: het dragen van een brace betekent een psychologische belasting voor een kind in de puberteit. Studies tonen bovendien aan dat de bracebehandeling vooral efficiënt kan zijn als deze dagelijks 23 van de 24 uur wordt gedragen. Door de brace naar type, vorm en materiaal aan te passen hoopt men de compliantie voor het dragen ervan te verhogen.

- **Operatie**

Wanneer de hoek van Cobb groter is dan 45° beslist men meestal tot een chirurgische correctie. De aard en uitgebreidheid van de chirurgie is afhankelijk van de leeftijd van de patiënt, van het type van de curve, van de progressiviteit van de curve en van de flexibiliteit van de curve.

Als men een *prepubertaire patiënt* chirurgisch behandelt, maakt men gebruik van een subcutane *growing rod*: een staaf-haaksysteem dat gebruikt wordt als tijdelijke fixatie en dat telkens verlengd kan worden wanneer de patiënt groeit en de curve toeneemt. Bij het bereiken van de puberteit kan vervolgens een definitieve procedure uitgevoerd worden.

Prepubertaire patiënt

De lengte van de uit te voeren ingreep wordt bepaald door de aard van de curve. Hiervoor maakt men vaak gebruik van bestaande classificatiesystemen zoals die van Lenke en King.[3]

Lengte van de ingreep

De gekozen *toegangsweg* (anterior versus posterior) wordt mede bepaald door de voorkeur van de chirurg en is ook afhankelijk van de *rigiditeit* van de curve. Rigiditeit is een maat voor stijfheid en verhoudt zich omgekeerd tot corrigeerbaarheid: een stijve curve is weinig flexibel en daarom weinig corrigeerbaar. Men probeert zich

Toegangsweg

voor de operatie een idee te vormen van de stijfheid/corrigeerbaarheid van de curve door tractie- en bendingopnamen te maken.

Bij een tractieopname wordt een full spine AP-opname gemaakt terwijl iemand aan de armen en de benen van de patiënt trekt; de patiënt wordt hierbij longitudinaal uitgetrokken.

Bij een bendingopname devieert de patiënt naar links en naar rechts en wordt er een AP-opname gemaakt. De mate waarin de oorspronkelijke cobbwaarde afneemt, is een maat voor de flexibiliteit van de curve.

Als de curve erg stijf is, zal men eerst via een anterieure benadering de curve flexibel maken door de disci over verschillende segmenten te verwijderen (anterior release). Nadien kan men via een posterieure benadering de curve corrigeren en stabiliseren.

Scoliosechirurgie wordt in gespecialiseerde centra uitgevoerd. De ingrepen zijn niet alleen tijdrovend, maar er wordt ook gebruikgemaakt van dure en complexe apparatuur: CAOS (navigatie waardoor men schroeven correcter kan plaatsen), neuromonitoring (waardoor de kans op neurologische complicaties afneemt), bloedsparende en bloedrecupererende technieken enzovoort.

Het voordeel van scoliosechirurgie bestaat onder andere in de mogelijkheid om de curve te corrigeren en de patiënt te voorzien van een correcte balans in het frontale en sagittale vlak.

Literatuur

1. Staheli LT. Fundamentals of pediatric orthopedics. Third edition. Philadelphia: Lippincott Williams & Wilkins, 2003. Hoofdstuk 8.
2. Cobb JR. Outline for the study of scoliosis. The American Academy of Orthopedic Surgeons Instructional Course Lectures. Vol. 5. Ann Arbor, MI: Edwards, 1948.
3. Hosseinpour-Feizi H, Soleimanpour J, Sales JG, Arzroumchilar A. Lenke and King classification systems for adolescent idiopathic scoliosis: interobserver agreement and postoperative results. Int J Gen Med. 2011;4:821–5.

Frequent recidiverende thoracale rugpijn bij een 76-jarige tengere vrouw

Irma Pelgrim en Koos van Nugteren

> Op 69-jarige leeftijd ontstond, zonder enige aanleiding, cervicale en thoracale pijn bij een zelfstandig wonende, alleenstaande vrouw. In enkele maanden verminderde de pijn om een half jaar later weer terug te komen. Dit patroon herhaalde zich diverse malen; soms werd zij fysiotherapeutisch behandeld met massages, houdingsinstructies en oefeningen. Zeven jaar na aanvang van de klachten, op 76-jarige leeftijd, ontstond opnieuw een recidief en bezocht zij weer haar fysiotherapeute.

- **Status praesens**

De patiënte heeft nu hevige thoracale rugpijn die verder toeneemt na enige tijd zitten of staan. Zij heeft moeite om thuis haar dagelijkse bezigheden vol te houden. Ook uit bed komen is voor haar een ramp.

Er zijn geen neurologische symptomen.

7.1 Inspectie

De patiënte is klein en tenger van gestalte. Zij heeft een zeer kyfotische thoracale wervelkolom en kan ondanks een versterkte cervicale lordose niet goed meer naar boven kijken. Haar lichaamslengte is 146 cm en zij weegt 42 kg. Tien jaar geleden was haar lengte nog 162 cm en woog zij 60 kg. De indruk bestaat dat haar rug in het afgelopen jaar veel krommer is geworden.

7.2 Functieonderzoek

Het functieonderzoek van de rug is nauwelijks uit te voeren. Vrijwel alle bewegingen zijn pijnlijk en beperkt.

Er is sprake van kloppijn op de processus spinosi van mid- en laagthoracale wervels. Ook hooglumbaal is er sprake van kloppijn.

7.3 Interpretatie

Het verhaal, de inspectie en het functieonderzoek wijzen alle op osteoporotische inzakkingsfracturen van diverse thoracale en mogelijk ook hooglumbale wervels. Gezien de sterke progressie van de kyfose wordt besloten een röntgenfoto te laten maken.

7.4 Aanvullend onderzoek

De röntgenfoto's tonen een osteoporotisch skelet met diverse wigvormige wervelinzakkingen van de thoracale en lumbale wervels (figuur 7.1). Verder is er sprake van een zeer sterke thoracale kyfose van maar liefst 95°. Compensatoir was er een versterkte cervicale lordose met discusversmallingen op alle niveaus tussen C5 en Th1.

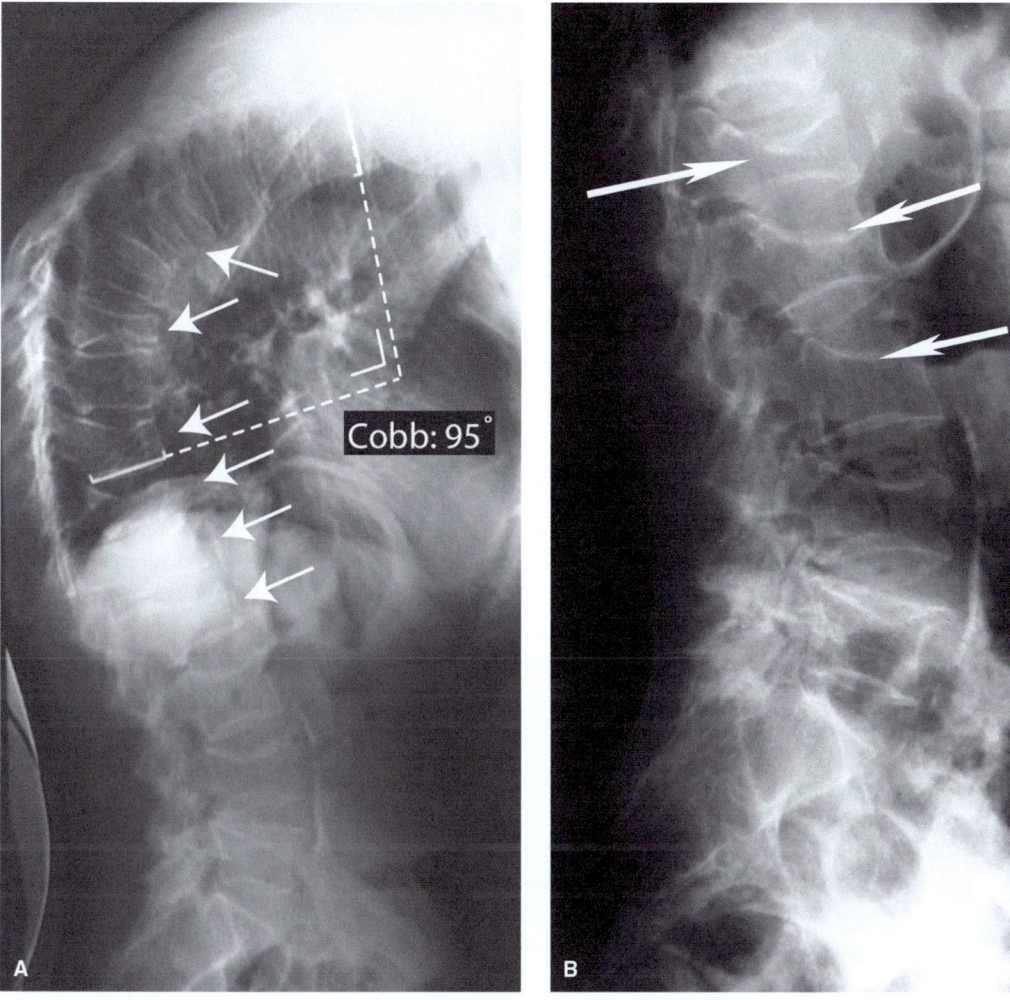

■ **Figuur 7.1** De röntgenfoto's tonen een osteoporotisch skelet met diverse wigvormige wervelinzakkingen van de thoracale en lumbale wervels. De hoek van Cobb is 95°.

Diagnose		
Thoracolumbale impressiefracturen met zeer versterkte thoracale kyfose en discopathieën.		

7.5 Therapie

De patiënte wordt behandeld met medicatie om de voortschrijdende osteoporose af te remmen. Verder krijgt zij intensief fysiotherapeutische begeleiding. De fysiotherapie bestaat onder andere uit[1]:

---

1 Uitgebreide informatie en concrete oefeningen zijn te vinden in een eerder verschenen uitgave van Orthopedische Casuïstiek: Onderzoek en behandeling van ouderen, bijlage I.

- Eerst een periode van relatieve rust totdat de ergste pijn verdwenen is.
- Spierversterkende oefeningen.
- Algemene conditietraining.
- Balanstraining.
- Coördinatietraining.
- Looptraining onder moeilijke omstandigheden.
- Functionele oefeningen zoals het plaatsen van voorwerpen op een hoge kastplank en dergelijke.
- Strekoefeningen voor de wervelkolom.
- Oefenen in opstaan van de grond.
- Advisering over aanpassingen in huis om vallen te voorkomen. Verder ook adviezen over loophulpmiddelen.

7.6 Bespreking

Trauma

Een traumatische compressiefractuur van een thoracale wervel kan ontstaan door een val op het zitvlak of een axiaal trauma via de cervicale wervelkolom.

Spontane fractuur

Spontane compressiefracturen komen meestal voor bij oudere mensen; vooral vrouwen met osteoporose lopen verhoogd risico. Spontane wervelfracturen ontstaan meestal in de wervellichamen van de midthoracale en/of hooglumbale wervelkolom. Omdat de wervellichamen 'inzakken' en de facetgewrichten intact blijven, ontstaat daarbij een versterkte kyfose. Vaak gaat het inzakken zo geleidelijk, dat er niet of nauwelijks klachten optreden. Als een wervel echter plotseling inzakt, ontstaan hevige pijn en functieverlies. Het klinische beeld hiervan lijkt sterk op dat van een acute lumbago (spitaanval) zoals dat bekend is bij veel jongere mensen. Meestal is de locatie van de pijn bij een wervelinzakking echter hoger: thoracaal of thoracolumbaal. Bij een forse inzakking kunnen pijn en functieverlies maanden blijven bestaan, veel langer dan bij de acute spitaanval het geval is. Kloppijn op de processus spinosi van de aangedane wervels kan helpen om de juiste diagnose te stellen.

In geval van meerdere compressiefracturen kan de thoracale wervelkolom ernstig vervormen (🅾 figuur 7.1). Er ontstaat dan een zeer versterkte kyfose met allerlei functionele beperkingen voor de patiënt: het wordt dan onmogelijk om nog naar boven te kijken en soms wordt het zelfs moeilijk om naar voren te kijken. Vaak ontstaan evenwichtsproblemen met als gevolg daarvan het risico om te vallen. Verder wordt de romp korter zodat interne organen minder ruimte hebben. Niet zelden ontstaat er contact tussen ribben en bekken met pijn als gevolg: dit noemt men een costo-iliacaal compressiesyndroom.

Typen compressiefracturen

Men maakt onderscheid tussen inzakkingen aan de voorzijde, in het midden en aan de achterzijde van het wervellichaam. De mate van inzakking bepaalt de gradatie; deze kan worden bepaald op een conventionele röntgenfoto. 🅾 Figuur 7.2 toont verschillende typen compressiefracturen.

Therapie

Compressiefracturen van de thoracale wervelkolom zijn meestal stabiel en kunnen dan conservatief worden behandeld. Dat betekent afwachtend beleid en – als er sprake is van veel pijn – hulp bij huishoudelijke bezigheden. Als er sprake is van osteoporose bij een oudere persoon met valrisico, dan zijn allerlei vormen van oefentherapie zinvol teneinde (nieuwe) fracturen te voorkomen.

Literatuur

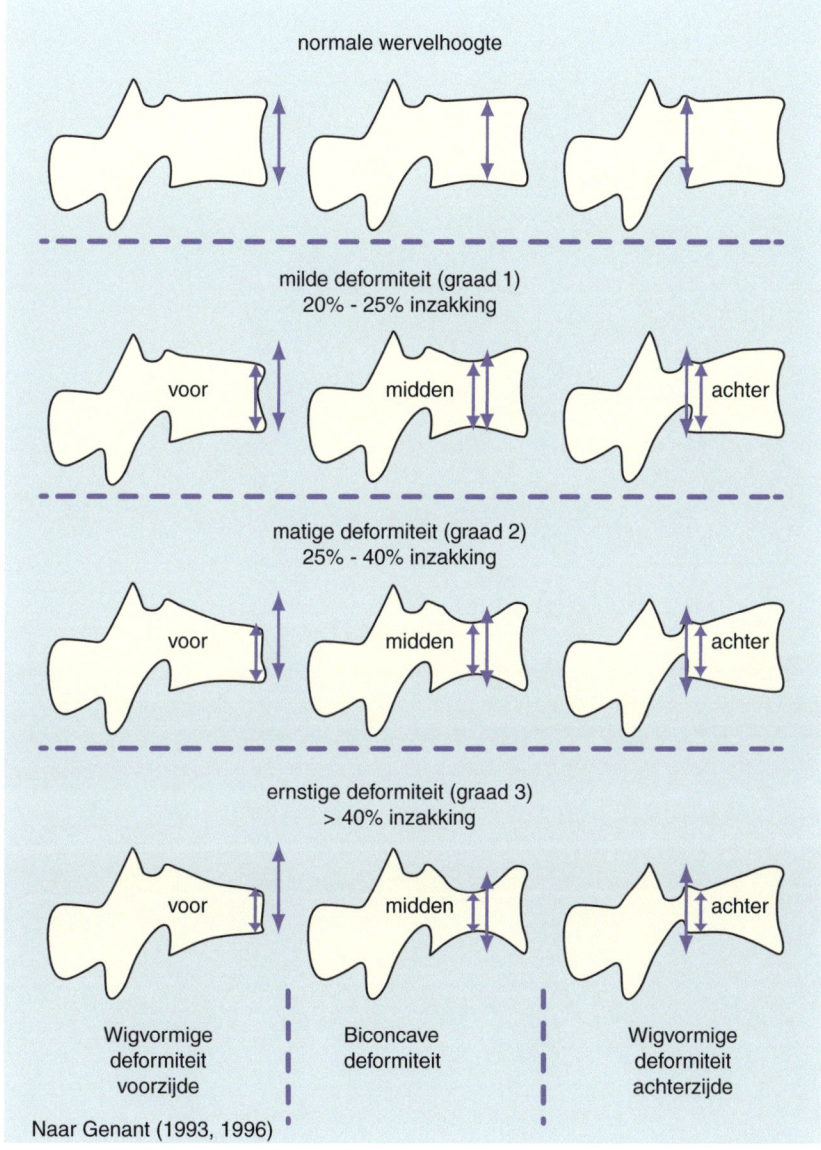

Figuur 7.2 Schematische weergave van verschillende gradaties van wervelinzakkingen. Naar Genant et al. (1993, 1996)[1,2]

Literatuur

1. Genant HK, Wu CY, Kuijk C van, Nevitt MC. Vertebral fracture assessment using a semiquantitative technique. J Bone Miner Res. 1993 Sep;8(9):1137–48.
2. Genant HK, Jergas M, Palermo L, Nevitt M, Valentin RS, Black D, Cummings SR. Comparison of semiquantitative visual and quantitative morphometric assessment of prevalent and incident vertebral fractures in osteoporosis. The Study of Osteoporotic Fractures Research Group. J Bone Miner Res. 1996 Jul;11(7):984–96.

Persisterende thoracale pijn na een val op de borst met een axiaal hoofdtrauma

Pat Wyffels

> Een 41-jarige sportieve man deed op zondagmorgen met enkele vrienden zijn wekelijkse portie aerobe inspanning. Na tien kilometer hardlopen ging de groep aansluitend een uurtje in de bossen mountainbiken. Bij een inhaalmanoeuvre op een heuveltje ging de man over de kop en sloeg neer op de borst en tegelijkertijd met zijn hoofd tegen het volgende heuveltje, waardoor zijn hoofd een axiaal trauma onderging.
> Direct ontstond een hevige pijn bilateraal van het borstbeen en een scherpe branderige thoracale pijn. De man kon nog wel verder fietsen en deed dat naar het dichtstbijzijnde ziekenhuis, waar direct conventionele röntgenfoto's van het sternum en de ribben werden gemaakt. Deze foto's waren negatief en na het verzorgen van de wonden op het hoofd en in het gezicht kon de man weer naar huis.
> De pijn veroorzaakt door de kneuzing ter hoogte van het sternum, veroordeelde de man tot vrijwel absolute immobiliteit. Toen echter na enkele dagen de pijn verminderde, ging hij op woensdag thuis zes uur aan één stuk de muren schilderen en het gras maaien. Bij het schilderen viel het hem vooral op dat er in de midthoracale regio een soort 'painful arc' was bij het bukken en weer overeind komen: het bukken begon pijnloos, daarna was er pijn die even later weer verdween. Bij het rechtop komen ontstond dan weer dezelfde arc.
> Hoesten was zeer pijnlijk, niezen veroorzaakte onhoudbare pijn.
> Vier dagen na het ongeval bezocht hij mijn spreekuur.

8.1 Inspectie

Afgezien van de inmiddels goed genezende hoofd- en gezichtswonden zijn er geen bijzonderheden.

8.2 Algemene palpatie

Geen bijzonderheden wat lokale huidtemperatuur en zwelling betreft. Wel bestaat er matige drukpijn op en naast het sternum en ter hoogte van de midthoracale wervelkolom.

8.3 Functieonderzoek

Het functieonderzoek van de cervicale wervelkolom is normaal.
Het onderzoek van de thoracale wervelkolom levert het volgende op:
- In stand is de hakvaltest (de patiënt komt vanuit tenenstand met een klap op de hielen terecht – met blote voeten uit te voeren – zeer pijnlijk. Dit veroorzaakt dezelfde thoracale pijn als hoesten en niezen.
- Actieve flexie en extensie zijn pijnlijk in de vorm van de eerder beschreven painful arc.
- Beide actieve rotaties zijn eindstandig pijnlijk; de pijn neemt toe bij passieve overdruk.

- Nekflexie in eindstandige thoracale rotatie (zowel links als rechts) verergert de pijn nog meer.
- Passieve extensie is zeer pijnlijk, vooral wanneer ter hoogte van Th6 en Th7 extensiedruk wordt uitgeoefend.

8.4 Specifieke palpatie

Ter hoogte van Th6 en Th7 is er behalve drukpijn ook duidelijk kloppijn.

8.5 Interpretatie

De bevindingen van het functieonderzoek wijzen in de richting van een thoracaal letsel, mogelijk een discusprotrusie of een compressiefractuur. Dat nekflexie in passieve thoracale rotatie de pijn doet toenemen (dura rektest) is geen betrouwbare indicator voor een discuslaesie, aangezien dat ook bij fracturen voorkomt.

Een axiaal trauma (in de Engelstalige literatuur spreekt men van *a blow on the head*) wordt via de schedel en de cervicale wervelkolom naar de thoracale wervels geleid, die de klap verder opvangen. Dit is een zinvolle beveiliging, omdat een compressiefractuur van de cervicale wervels veel meer problemen kan veroorzaken.[1,2]

Aanvullend onderzoek in de vorm van conventioneel röntgenonderzoek en eventueel CT-scan is noodzakelijk ter verder differentiëring.

8.6 Aanvullend onderzoek

Conventionele röntgenfoto's tonen duidelijk een compressiefractuur van Th6 en Th7 (◘ figuur 8.1). De indeuking bevindt zich vooral aan de voorzijde van het wervellichaam. Op de voor-achterwaartse opname is goed te zien dat de pedikelafstand dezelfde is gebleven. Dit bevestigt dat de indeuking alleen aan de voorzijde bestaat. Dit is tevens een goede prognostische factor, want de kans op thoracale instabiliteit is nu verwaarloosbaar klein.

Diagnose		
Compressiefractuur van Th6 en Th7.		

8.7 Therapie

Wanneer de pedikelhoogte onaangetast is gebleven, mag de patiënt direct doen en laten wat hij wil, maar altijd binnen de pijngrens. Veel bewegen is zelfs aan te bevelen omdat hierdoor het genezingsproces wordt bespoedigd.

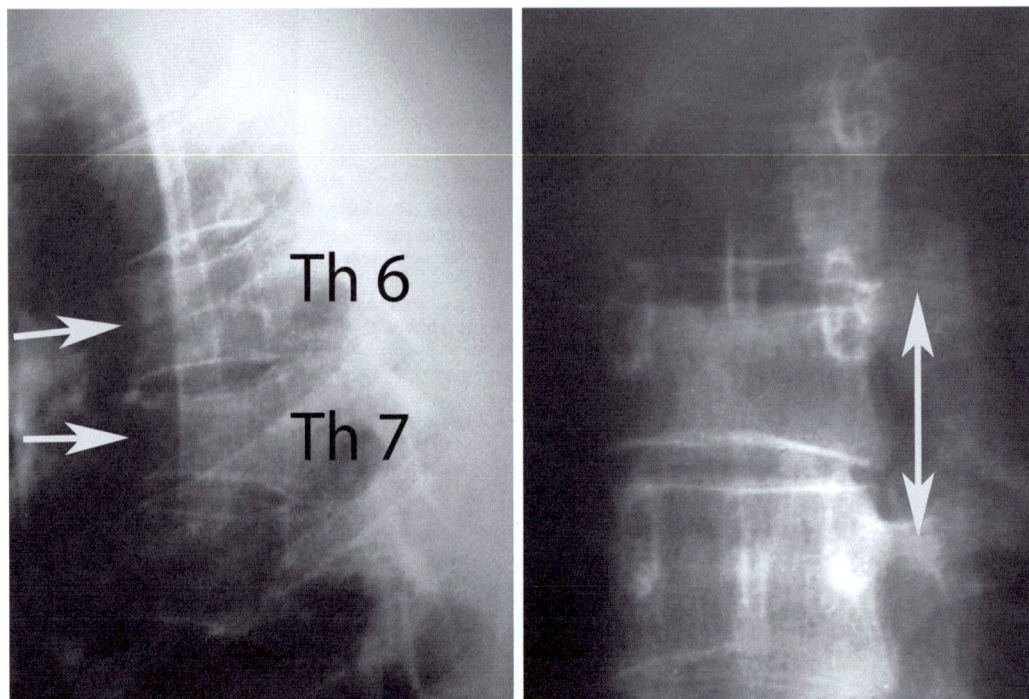

Figuur 8.1 Conventionele laterale röntgenopname toont een compressiefractuur van Th6 en Th7. Op de voor-achterwaartse opname is te zien dat de pedikelafstand dezelfde is gebleven. Dit betekent dat de indeuking alleen aan de voorzijde bestaat.

8.8 Follow-up

Een week na het ongeval zat de patiënt alweer op zijn mountainbike voor een trip van ruim twee uur.

Hardlopen was na twee weken weer zonder klachten mogelijk. Voordien was het de sternale pijn die het lopen verhinderde en niet de thoracale pijn!

Na drie weken waren alle klachten volledig verdwenen.

Literatuur

1. Davis LA, Warren SA, Reid DC, Oberle K, Grace MG. (1991). Incomplete neural deficits in thoracolumbar and lumbar spine fractures. Reliability of Frankel and Sunnybrook Scales. Spine, Vol. 18, Nr. 2, 257–63.
2. White AA, Panjabi MM. Clinical Biomechanics of the spine. Philadelphia: J.B. Lippincott Cy, 1978.

Hevige rugpijn bij een 17-jarig meisje na een ernstig verkeersongeval

Pat Wyffels

> Tijdens het avondspreekuur word ik opgebeld door de moeder van een meisje van 17 jaar. Haar dochter werd die ochtend het slachtoffer van een zwaar verkeersongeval en verkeert in levensgevaar: coma, zware hersencontusie, multipele schaafwonden enzovoort. Gelukkig ontwaakt het meisje na enkele dagen uit haar coma en revalideert voorspoedig. Er is wel een hardnekkige amnesie, met aanvankelijk een uitgesproken decorumverlies (vergroving van gedrag zoals dat wordt gezien bij verschillende psychische aandoeningen). Zo eet zij bijvoorbeeld heel gulzig, met open mond, bijna als een robot, en het interesseert haar totaal niet hoe zij eruitziet. Langzaamaan komt haar normale spraak terug en reageert zij op stimuli. Na drie weken kan zij uit het ziekenhuis worden ontslagen.
>
> Wanneer het meisje weer thuis is, belt haar moeder met de vraag of haar dochter geen fysiotherapie nodig heeft, want ze klaagt nog steeds over rugpijn, iets wat ze kennelijk in het ziekenhuis niet heeft verteld. Mijn antwoord is wat ik bij zulke vragen altijd zeg, namelijk dat ik de patiënt altijd eerst moet zien voordat ik kan en wil beslissen of een fysiotherapeutische behandeling noodzakelijk is.

- Status praesens

Tijdens het huisbezoek zie ik een vermoeide patiënte, die zeer bleek ziet. Zij heeft eigenlijk constant tamelijk hevige, laagthoracale pijn die toeneemt bij beweging.

9.1 Inspectie

Er zijn geen bijzonderheden.

9.2 Palpatie

Bij palpatie valt er een verdikking op ter hoogte van de plaats waar pijn aangegeven werd. Deze verhevenheid is drukpijnlijk en komt overeen met de processus spinosus van een van de laagste thoracale wervels.

9.3 Functieonderzoek

Het functieonderzoek toont een beperkte en duidelijk hevig pijnlijke actieve flexie en extensie, maar ook beide romprotaties zijn zeer pijnlijk.

9.4 Interpretatie

Ik denk in de eerste plaats aan een over het hoofd geziene fractuur van een processus spinosus. Flexie zou rekpijn en extensie inklemmingspijn kunnen veroorzaken. Maar de ernstige rotatiepijn kan ik niet goed verklaren. Aan iets ernstigers, bijvoorbeeld een dislocatie of een fractuur van een thoracale wervel durf ik niet te denken omdat het meisje nog maar net terug is uit het ziekenhuis, waar men voldoende

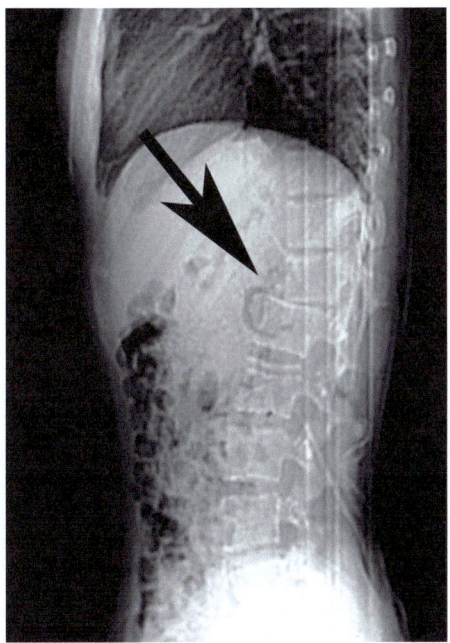

Figuur 9.1 Conventionele laterale röntgenopname van de thoracolumbale overgang toont een subluxatie naar dorsaal van Th12 ten opzichte van L1 van 1,4 cm.

beeldvorming voor een polytrauma zou moeten hebben verricht om een dislocatie niet te missen.

Ik stel voor om röntgenonderzoek van de thoracolumbale wervelkolom te laten verrichten en zeg dat fysiotherapie nu niet zinvol is, omdat we eerst de uitslag van dit onderzoek moeten afwachten.

9.5 Aanvullend onderzoek

Tot mijn grote verwondering is er een uitgesproken subluxatie naar dorsaal van Th12 ten opzichte van L1 van liefst 1,4 cm (figuur 9.1)! De patiënte wordt onmiddellijk weer opgenomen in het ziekenhuis waaruit zij juist ontslagen was. De geraadpleegde neurochirurg laat dan eerst nog (fraaie) driedimensionale (figuur 9.2) CT-scans maken waarop de subluxatie duidelijk te zien is.

Diagnose			
Traumatische dorsale subluxatie van Th12 ten opzichte van L1.			

9.6 Therapie

Enkele dagen later wordt met pediculaire schroeven en een osteosyntheseplaat een fixatie van Th12 met L1 uitgevoerd (figuur 9.3).

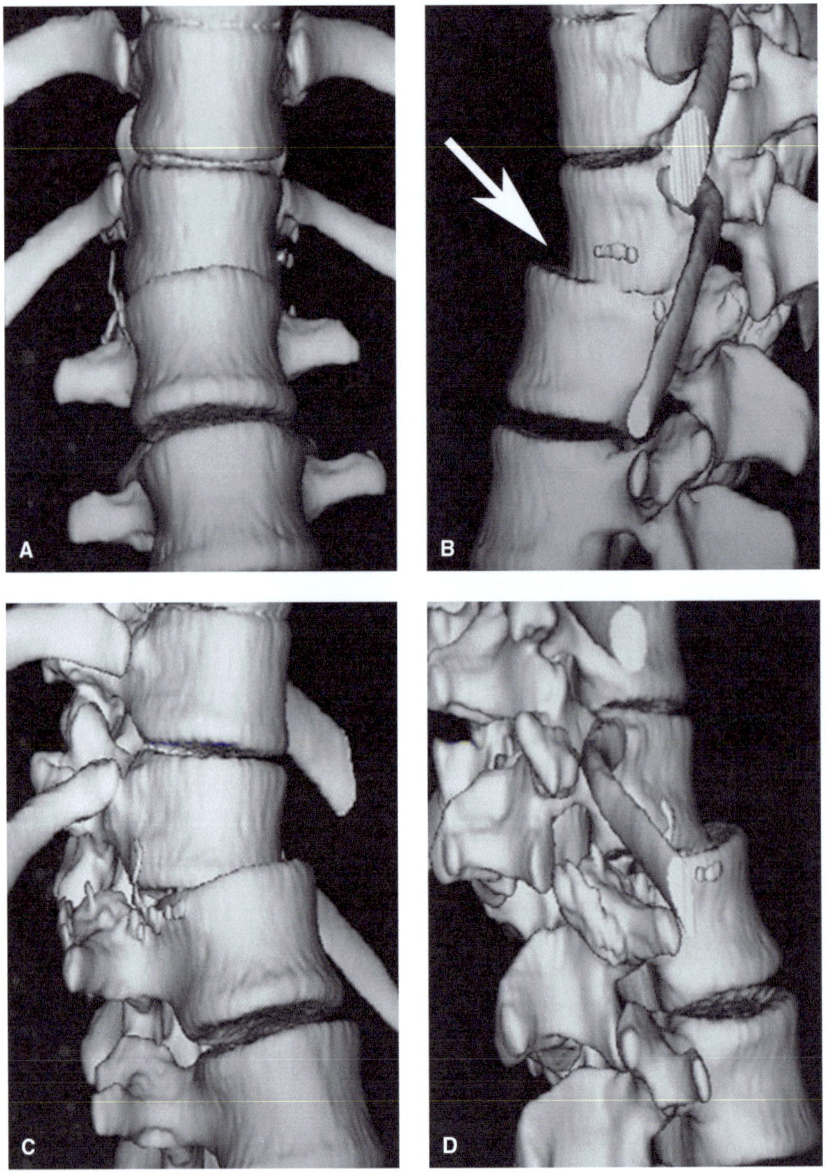

Figuur 9.2 Driedimensionale CT-scans tonen de subluxatie van Th12 naar dorsaal ten opzichte van L1 op zeer duidelijke wijze.

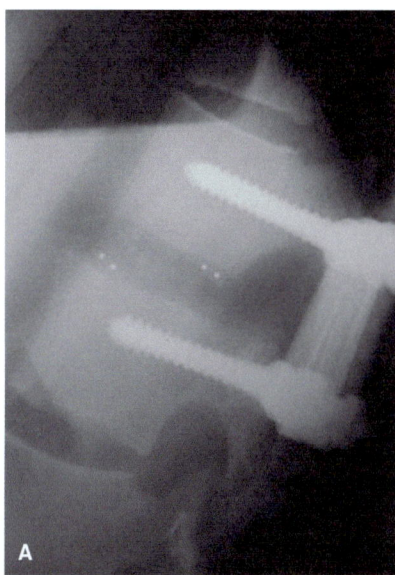 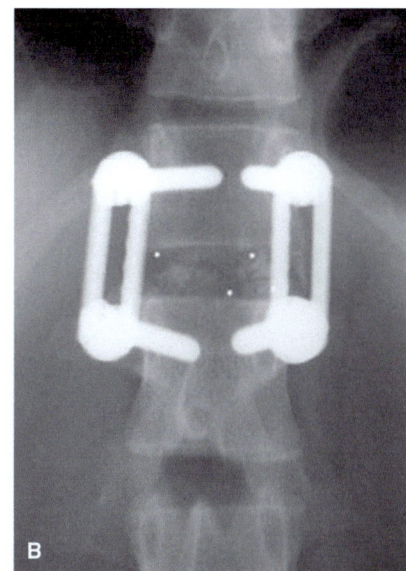

Figuur 9.3 Conventionele röntgenopnamen tonen de uitgevoerde spondylodese tussen Th12 en L1.

9.7 Follow-up

Na tien dagen verlaat de patiënte het ziekenhuis in een bevredigende toestand. Een half jaar na het ongeval is zij geheel klachtenvrij.

9.8 Bespreking

Van belang bij deze casus is het missen van de luxatie door de spoedarts die de direct na het ongeval gemaakte röntgenfoto's protocolleerde. Achteraf bleek dat de radioloog die de röntgenfoto's maakte het letsel wel had herkend, maar zonder enig commentaar de foto's aan de spoedarts had laten geven. Eén verkeerde beweging, of een simpele val – de patiënte had nog last van uitgesproken diplopie (dubbelzien) – had onafzienbaar dramatische gevolgen kunnen hebben, met name een dwarslaesie onder het niveau Th12.

Progressieve thoracale pijn bij een zeer sportieve 43-jarige man

Dos Winkel en Koos van Nugteren

> Bijna vijftien jaar geleden werd een toen 28-jarige man naar mij verwezen met thoracale pijn van onbekende oorsprong. De klachten bestonden op dat moment al langer dan vijf jaar en er was nog geen diagnose gesteld. Röntgenonderzoek was bij herhaling negatief. Ook een CT-scan op verdenking van een thoracale hernia was negatief.
> De klachten waren aanvankelijk vooral de ochtend ná het sporten aanwezig. De eerste uren na het sporten ging het juist wat beter. De man was een zeer getalenteerde golfer en squasher. De klachten waren vooral na het squashen zo ernstig, dat hij de volgende ochtend vaak uren nodig had om weer enigszins op gang te komen. Diep ademhalen was vanwege de pijn ook een groot probleem.
> De pijn was vooral midthoracaal gelokaliseerd, met uitstraling naar het sternum.
> Bij onze eerste kennismaking viel direct op dat de man rode ogen had. Dit bleek een iriitis te zijn waarvoor hij onder behandeling was bij een oogarts. Hij had een oogzalf voorgeschreven gekregen die hij tweemaal per dag moest gebruiken. Ondanks de zalf bleven de ogen toch matig ontstoken.
> Het functieonderzoek toonde een zeer beperkte functie van de thoracale wervelkolom en een thoracale excursie (◘ figuur 10.1 en ► bijlage II) van slechts 2 cm bij deze jonge sportieve man. Denkend aan de mogelijkheid van de ziekte van Bechterew vroeg ik in die richting verder. De man had echter nooit eerder last gehad van zijn gewrichten, pezen of lage rug. Wel was er de ochtendstijfheid gedurende enkele uren. Doordat de ziekte van Bechterew symptomatisch ook in de thoracale wervelkolom kan beginnen en in de verbinding tussen manubrium sterni en corpus sterni verzocht ik de huisarts om gericht bloedonderzoek te verrichten.
> Hieruit bleek dat het human leucocyte antigen-B27 aanwezig was en dat de BSE 45 bedroeg. Verder had de man een lichte anemie. Hiermee was de diagnose spondylitis ankylopoetica, ofwel ziekte van Bechterew, vrijwel zeker.
> De man werd toen doorverwezen naar een reumatoloog, die de diagnose bevestigde.

Diagnose		
Spondylitis ankylopoetica (ziekte van Bechterew).		

10.1 Therapie

De behandeling van een spondylitis ankylopoetica bestaat uit fysiotherapie/kinesitherapie in combinatie met medicatie.

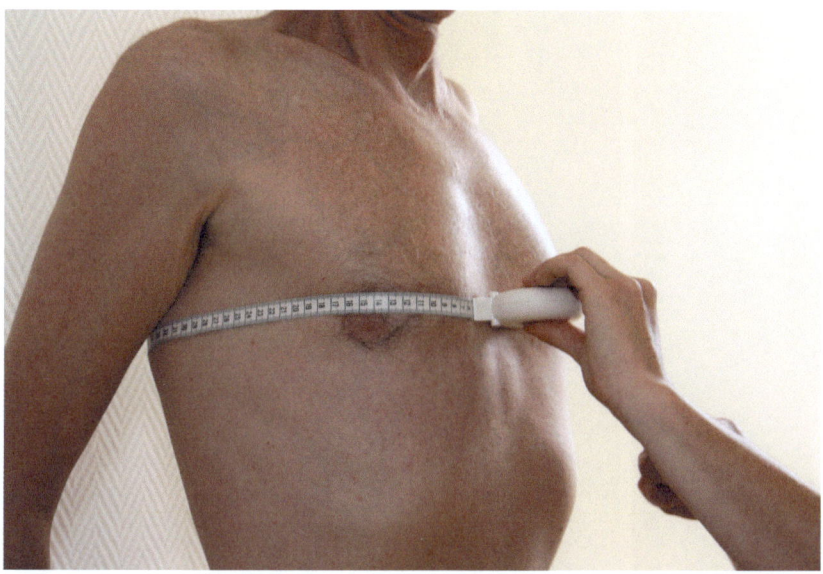

Figuur 10.1 Meting van de thoracale excursie, gemeten over de tepels: de thoracale excursie is het verschil in borstomvang tussen in- en expiratie. Een normaal verschil is 6 à 9 cm. Bij de meeste bechterewpatiënten is de ademexcursie minder dan 2½ cm. De meting kan ook worden gedaan onder de oksels of – bij vrouwen – direct onder de borsten ter hoogte van de processus xiphoideus (▶ bijlage II).

10.1.1 Fysiotherapie/kinesitherapie

Een goede lichaamshouding in rust is belangrijk om progressie van de kyfose tegen te gaan. Bij het zitten moet men letten op een rechte rug en voorkomen dat men in elkaar zakt. Bij het slapen wordt aangeraden om zo vlak mogelijk te liggen op een stevig matras met een klein kussen.[1]

Oefentherapie is onder meer gericht op extensie van de thoracale wervelkolom. Op lange termijn kan de wervelkolom immers volledig verstijven doordat de wervels aan elkaar vastgroeien. Op een röntgenfoto is dit zichtbaar als het beeld van een *bamboo spine* (◘ figuur 10.2). Verstijving kan het best in gestrekte toestand plaatsvinden.

Verder kunnen oefeningen gegeven worden om de algemene conditie op peil te houden. Het kiezen van de juiste sport kan eveneens bijdragen aan een goede conditie. Zwemmen en badminton zijn te verkiezen boven krachttraining (te veel belasting) en wielrennen (langdurige kyfose).[1]

Voor de thorax is het van belang dat de ademexcursie optimaal blijft. De patiënt kan zelf maximale in- en uitademing onderhouden door dat dagelijks te oefenen. Intensief sporten is uiteraard ook een uitstekende manier om de thoracale ademexcursie te onderhouden.

Verstijving van gewrichten ontstaat door aanvalsgewijs terugkerende artritiden. Medicamenteuze therapie heeft onder andere als doel deze artritiden tot rust te brengen en ongewenste botaanmaak te voorkomen. Hiermee wordt de progressie van de aandoening vertraagd.

Houdingsinstructies

Oefentherapie

Thorax

Medicijnen

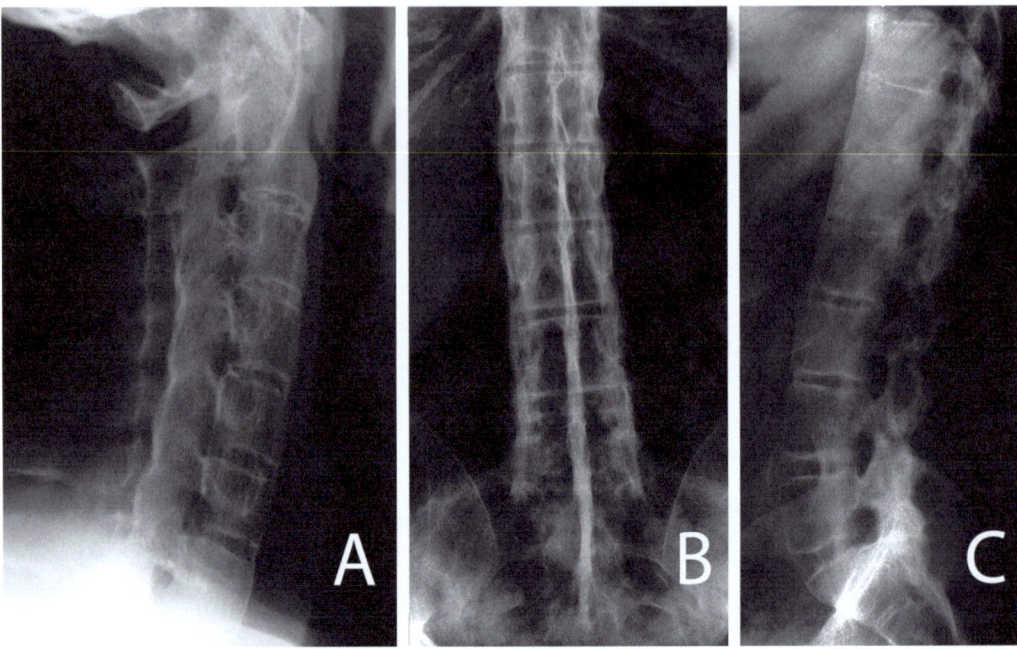

Figuur 10.2 Kenmerkend radiologisch beeld van de ziekte van Bechterew: een bamboo spine. A: Laterale opname van de cervicale wervelkolom. B: Voor-achterwaartse opname van de lumbale wervelkolom. C: Laterale opname van de lumbale wervelkolom.

Er zijn vier groepen ontstekingsremmende medicijnen die vaak gegeven worden bij reumatische aandoeningen:
1. NSAID's: non-steroidal anti-inflammatory drugs ofwel niet-steroïdale antiflogistica. Inname op regelmatige basis geniet in geval van spondylartritis de voorkeur boven 'on demand'.[1] Continu gebruik van voldoende hoge doseringen gaat namelijk botvorming tegen: dit betekent dat niet alleen de symptomen beïnvloed worden maar ook het ziekteproces.[1]
2. DMARD's: disease modifying anti-rheumatic drugs ofwel SAARD's: slow acting anti-rheumatic drugs. Methotrexaat (MTX) behoort tot deze groep van medicijnen. Deze middelen zijn vooral effectief in geval van perifere artritiden,[1] en niet zozeer bij een axiale[1] spondylartritis zoals bij de ziekte van Bechterew het geval is.
3. Corticosteroïden zoals prednison. Deze groep van medicijnen heeft een sterke ontstekingsremmende werking op allerlei inflammatoire processen van het lichaam. Omdat hiermee ook reparatieprocessen in het lichaam worden afgeremd, heeft het veel bijwerkingen, onder andere verzwakking van alle typen bindweefsel zoals botten, huid, pezen, spieren en dergelijke.[2] Opmerkelijk is dat deze vorm van medicatie hooguit slechts een gering effect heeft in geval van spondylartritis (zie kader hierna) en in het bijzonder sacro-iliitis.[1]

---

1 Axiaal = in de richting van de lichaamsas. Met axiale artritis bedoelt men artritis van de wervelkolom.
2 Meer gedetailleerde informatie over dit onderwerp is onder dezelfde naam gepubliceerd in Orthopedische Casuïstiek, 2002; addendum: Corticosteroïden en hun effect op bindweefsel?

4. TNF-alfablokkers, de zogenaamde *biologicals*.[3] Deze medicijnen grijpen zeer specifiek aan op dat deel van het immuunsysteem dat ontspoord is bij een reumatische aandoening zoals de ziekte van Bechterew. Mensen met langdurige reumatische gewrichtsontstekingen lijken wonderbaarlijk te kunnen 'genezen' van de inflammaties na toediening van dit type medicatie.[4] Dit geldt ook voor eventueel aanwezige perifere symptomen zoals perifere artritis en/of enthesitis. Algemene bijwerkingen zoals die bij prednisongebruik worden gezien, ontbreken bij dit medicijn. Er worden vier typen TNF-alfablokkers gebruikt: infliximab, etanercept, adalimumab en golimumab. De langetermijnresultaten zijn bij ongeveer twee derde van de patiënten goed,[1] vooral als in een vroeg stadium met de medicatie wordt gestart.[2-3] Ondanks de goede klinische resultaten lijkt het medicijn – anders dan bij de NSAID's – geen duidelijk effect te hebben op de progressie van ongewenste nieuwe botaanmaak. De *structurele* schade gaat dus onverminderd door.[1]

Bij de ziekte van Bechterew zijn dus vooral de NSAID's en TNF-alfablokkers effectief. DMARD's en corticosteroïden, die bij andere reumatische aandoeningen vaak goed werken, hebben slechts gering of geen effect in geval van de ziekte van Bechterew.[4]

De patiënt uit dit hoofdstuk krijgt NSAID's voorgeschreven en fysiotherapie. Dit is de voorkeursbehandeling die bijna altijd in eerste instantie wordt toegepast.

Als bij deze patiënt na enkele jaren de situatie verslechtert, worden infusen gegeven met Remicade®. De werkzame stof ervan is infliximab, een TNF-alfablokker. Direct vanaf de eerste dag van deze behandeling voelt de patiënt zich al veel beter.

10.2 Follow-up

Het vervolg is zeer gunstig. Een halfjaar na het begin van de infusen sport de patiënt weer volop en zonder pijn. Nu, ruim tien jaar later, voelt de patiënt zich nog altijd wonderbaarlijk goed en speelt hij nog steeds squash!

Wat de verdere toekomst voor deze patiënt zal brengen, moet worden afgewacht, maar het ziet ernaar uit dat de progressie van de aandoening voorlopig is gestopt.

10.3 Bespreking

Nog altijd wordt de diagnose ziekte van Bechterew in veel gevallen pas na jaren gesteld, onder andere doordat de klachten op een atypische manier kunnen beginnen, zoals bij de hier besproken patiënt.

Verder leert ons deze geschiedenis dat niet alle patiënten redelijk pijnvrij gehouden kunnen worden met de klassieke niet-steroïdale antiflogistica.

TNF-alfablokkade is een betrekkelijk recente ontwikkeling in de behandeling van spondylartritis (zie kader hierna) zoals de ziekte van Bechterew. Inmiddels is

---

3   Biologicals worden geproduceerd via biologische processen door levende cellen.
4   Meer gedetailleerde informatie over dit onderwerp is onder dezelfde naam gepubliceerd in Orthopedische Casuïstiek, 2003; addendum: de TNF-α-blokker – een nieuwe vorm van medicatie voor behandeling van spondylitis ankylopoetica?

duidelijk dat twee derde van de hiermee behandelde patiënten baat heeft bij deze vorm van medicatie, zelfs in een vergevorderd stadium van de aandoening.[1]

> ### Spondylartritis
> Spondylartritis (SpA) is de op een na meest voorkomende inflammatoire aandoening van het bewegingsapparaat en wordt gekenmerkt door een combinatie van ontsteking van de wervelkolom, ontsteking van perifere gewrichten, extra-articulaire symptomen en structurele schade door vorming van nieuw bot. De subvormen van deze aandoening zijn:[1]
> - ziekte van Bechterew of spondylitis ankylopoetica;
> - artritis psoriatica;
> - reactieve artritis[5];
> - inflammatory bowel disease[6]-geassocieerde artritis;
> - HLA-B27[7]-geassocieerde uveïtis[8];
> - ongedifferentieerde spondylartritis.
>
> Bovenstaande verschijnselen zijn uitingen van waarschijnlijk één aandoening. Zo kan een patiënt in de loop van het leven verschillende subvormen ontwikkelen. Verder worden de verschillende subvormen vaak binnen één familie aangetroffen.
>
> Spondylartritis ontstaat meestal op vrij jonge leeftijd (20-40 jaar). Er kunnen axiale (wervelkolom) en perifere – meestal gewichtdragende – gewrichten aangedaan zijn. Meestal worden de perifere gewrichten niet symmetrisch getroffen, maar in de vorm van een oligoartritis.[9]
>
> **Histologie** Histologisch ziet men vaak metaplasie[10] optreden van periarticulair bindweefsel naar kraakbeenweefsel. In het kraakbeenweefsel vormt zich uiteindelijk bot (enchondrose). Deze nieuwvorming van bot kan leiden tot de eerder genoemde bamboo spine en is goed zichtbaar op röntgenfoto's.
>
> **Extra-articulaire symptomen** Extra-articulaire symptomen zijn onder andere oogontsteking, inflammatoire darmziekte, psoriasis, peesontsteking (enthesitis) van vooral de achillespeesinsertie en de fascia plantaris, dactylitis[11], sternocostale pijn en artritis van de sternoclaviculaire gewrichten.[1]
>
> **Diagnostiek** De diagnose wordt vooral gesteld op grond van een uitgebreide anamnese en klinisch onderzoek. Een röntgenfoto waarop abnormale degeneratieve afwijkingen van een of meer sacro-iliacale gewrichten te zien zijn, bevestigt de

---

5 Reactieve artritis: een steriele artritis die binnen 2 tot 6 weken ontstaat na een infectie elders in het lichaam, zoals een ontsteking aan de ingewanden of een ontsteking aan de urethra (plasbuis).
6 Bowel disease = darmaandoening.
7 HLA = human leukocyte antigen. HLA-B27 is een antigeen dat een rol speelt bij de ontwikkeling van spondylartritis.
8 Uveïtis = oogontsteking.
9 Oligoartritis = artritis van een enkel gewricht.
10 Omvorming van volwassen cellen van een bepaald type weefsel in een ander type weefsel.
11 Dactylitis = zwelling van drie gewrichten van dezelfde vinger in combinatie met een tenosynovitis; dit resulteert in een dikke vinger of teen, ook wel worstvinger of worstteen genoemd.

aandoening. Een negatieve röntgenfoto laat echter in een vroeg stadium van de aandoening nog geen afwijkingen zien en is bij duidelijke klinische symptomen niet betrouwbaar.

Een verhoogde bloedbezinking en/of CRP komt bij circa een derde van de spondylartritispatiënten voor. Het meten ervan levert dus heel vaak een vals-negatieve uitslag op.

Een HLA-B27-antigeen komt voor bij 50 tot 70% van de spondylartritispatiënten en bij 80 tot 90% van de patiënten met de ziekte van Bechterew.[1] Echter, 8% van niet-aangedane mensen heeft deze factor ook. De test heeft dus een beperkte diagnostische waarde. Als bij een (vrijwel) asymptomatische persoon deze factor wordt aangetoond, is de kans op een vals-positieve bevinding ongeveer 95%![1]

Reumatische artritis

Reumatische artritis is een ander type aandoening, die meestal begint op veel latere leeftijd dan een spondylartritis. Bij reumatische artritis zijn de gewrichten vaak symmetrisch aangedaan: in veel gevallen zijn de handen erbij betrokken en minder vaak de gewichtdragende gewrichten. In plaats van nieuwvorming van bot ziet men bij de reumatische artritis eerder botdestructie.

Literatuur

1. Bijlsma JWJ, Laar JM van. Leerboek reumatologie en klinische immunologie. Houten: Bohn Stafleu van Loghum, 2013. Hoofdstuk 8.
2. Baraliakos X, Braun J. Biologic therapies for spondyloarthritis: what is new? Curr Rheumatol Rep. 2012 Oct;14(5):422-7.
3. Toussirot É. Current therapeutics for spondyloarthritis. Expert Opin Pharmacother. 2011 Nov;12(16):2469-77.
4. Rudwaleit M, Khan MA, Sieper J. The challenge of diagnosis and classification in early ankylosing spondylitis: do we need criteria? Arthritis Rheum. 2005 Apr;52(4):1000-8.

Laagthoracale rechtszijdige pijn in de flank bij een 90-jarige vrouw, ontstaan na werkzaamheden in de tuin

Koos van Nugteren

> Een voor haar leeftijd nog tamelijk vitale vrouw belde mij op wegens pijnklachten aan de zijkant van haar romp. De pijn was laagthoracaal gelokaliseerd. De pijn was ontstaan tijdens het wieden van onkruid in haar tuin. Zij had daarbij veelvuldig gebukt moeten staan. In haar verhaal was er geen sprake van een acuut moment waarop klachten ontstonden.
> Ik had de vrouw voorheen al eens kortdurend behandeld wegens wervelinzakkingen en vermoedde een nieuwe inzakking ten gevolge van een combinatie van osteoporose en overbelasting van de wervelkolom.
> Ik bezoek haar thuis om haar nader te kunnen onderzoeken.

- **Status praesens**

De patiënte heeft slechts geringe pijn in rust. Bij bepaalde bewegingen, zoals draaien in bed, ontstaat echter laagthoracale pijn. Zij kan vanwege de pijn niet goed op de aangedane zijde liggen. Er is geen sprake van uitstraling naar de benen.

11.1 Inspectie

Er is sprake van een versterkte thoracale kyfose en de romp oogt opvallend kort ten opzichte van de lengte van haar benen. De patiënte kan de kyfose niet voldoende compenseren en staat dus voorover.
  Er is een sterke anteropositie van het hoofd.
  De lichaamslengte van de patiënte is 15 cm korter dan in haar paspoort staat.
  Ze oogt niet te zwaar maar heeft wel een buikje.

11.2 Functieonderzoek

- Flexie en rotatie van de wervelkolom provoceren geen of slechts in lichte mate pijn.
- Lateroflexie naar rechts provoceert in sterke mate herkenbare pijn. Dit gebeurt ook als zij zijwaarts naar rechts probeert te bukken.
- Er is geen kloppijn op de processus spinosi van de thoracale en lumbale wervels.
- De hakvalproef is negatief.

11.3 Interpretatie

De pijn wordt waarschijnlijk *niet* veroorzaakt door een nieuwe wervelinzakking: er is geen kloppijn, de patiënte kan tamelijk goed bukken en de hakvalproef is negatief. Ik vermoed *wel* dat de huidige klachten iets te maken hebben met de inzakkingen uit het verleden: de korte romp en de pijnlijke lateroflexie naar rechts wijzen op pijnlijk contact tussen de onderste ribben en het bekken. Dit wordt ook wel het costo-iliacaal compressiesyndroom, 'rib-tipsyndroom' of zwevenderibsyndroom' genoemd. De aandoening komt vooral voor bij vrouwen met een osteoporotisch skelet: inzakkingen van lumbale wervels leiden op den duur tot een korte lumbale wervelkolom

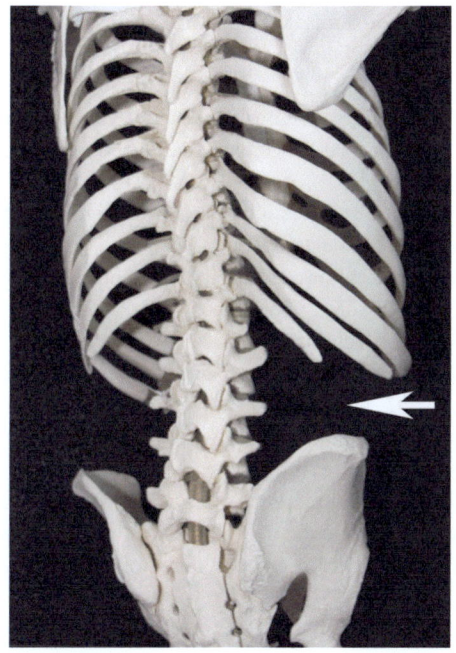

Figuur 11.1 Dorsolateraal aanzicht van de thorax en het bekken van een mannelijk skelet. De zwevende ribben bevinden zich het dichtst bij de bekkenkam.

en dus ook tot een kortere afstand tussen thorax en bekken. De zwevende ribben bevinden zich het dichtst bij de bekkenkam (figuur 11.1) en zullen vooral bij een flexie/lateroflexiebeweging van de wervelkolom het eerst de bekkenkam raken.

Door de afgenomen afstand tussen thorax en bekken kunnen ook de buikorganen in de verdrukking komen, waardoor vaak een 'buikje' ontstaat. Soms wordt de patiënt kortademig omdat het diafragma nauwelijks ruimte heeft om zich caudaalwaarts te verplaatsen tijdens inademing.

11.4 Specifieke palpatie

Er bestaat hevige, herkenbare drukpijn op de onderste twee ribben rechtszijdig. Links is deze drukpijn afwezig.

Diagnose

Costo-iliacaal compressiesyndroom.

11.5 Therapie

Conservatieve therapie bestaat uit:

- Uitleg geven omtrent de oorzaak van het probleem. Het is van belang dat de patiënte zich realiseert dat de aandoening weliswaar pijnlijk en lastig is, maar niet gevaarlijk.
- Het wordt de patiënte afgeraden om pijnprovocerende bewegingen uit te voeren, voor zover dit voor haar mogelijk is. De ribben hebben even tijd nodig om te herstellen.
- Voor de toekomst wordt aangeraden om eindstandige rompbewegingen te voorkomen, vooral in zijwaartse richting.
- Houdingsinstructies: houdingen waarbij de patiënte zijdelings 'krom' staat of 'krom' zit, worden afgeraden. Vooral de zithouding is hierbij van belang. Vaak ontstaat rib-bekkencontact doordat men gewend is om scheef in een stoel of bank te zitten. Ook bij jonge mensen is dit fenomeen bekend.

Osteoporose

Verder krijgt de patiënte nog enkele oefeningen voorgeschreven:
- Strekoefeningen om verdergaande flexie van de wervelkolom te voorkomen.
- Krachttraining van de beenspieren: bij het bukken kan zij dan ook enigszins door de knieën zakken teneinde de wervelkolom te ontlasten. Frequent opstaan en gaan zitten is voor ouderen een prima methode om de beenspieren te trainen[1].

Een grijpstok om voorwerpen van de grond op te rapen kan zinvol zijn voor die patiënten die moeilijk door de knieën kunnen zakken vanwege knieklachten of nauwelijks kunnen bukken vanwege rugklachten.

Pijnstillers

Eventueel kan de patiënte pijnstillers innemen. Als dit onvoldoende helpt, kan men een lokale injectie met pijnstillers overwegen.

Operatie

Als conservatieve therapie faalt en de pijn niet acceptabel is, kan men overwegen de twaalfde rib operatief te laten verwijderen. Dit wordt echter slechts zelden uitgevoerd.

11.6 Follow-up

Een maand later hebben we telefonisch contact. De vrouw houdt zich nog steeds goed aan de instructies en haar klachten zijn voor het grootste deel verdwenen.

11.7 Bespreking

Pijnklachten in de flank komen veelvuldig voor en zijn vaak reden om de patiënt nader te onderzoeken op problematiek van de buikorganen. Niet zelden wordt de patiënt verwezen naar de internist omdat men darmproblemen of galstenen vermoedt.[1] Meestal denkt men niet aan een orthopedisch probleem.

---

1 Voor concrete oefeningen voor osteoporosepatiënten zie bijlage 1c van een eerder verschenen uitgave van 'Orthopedische Casuïstiek': onderzoek en behandeling van het bewegingsapparaat bij ouderen.

Is er echter sprake van duidelijk bewegingsafhankelijke pijn en ook drukpijn op de zwevende ribben, dan dient men het costo-iliacaal compressiesyndroom in de differentiaaldiagnose te betrekken.

Literatuur

1. Loffeld RJ. Painful rib syndrome: a cause of pain complaints that often goes unnoticed. Ned Tijdschr Geneeskd. 2002 Sep 28;146(39):1813-5.

Pijn en stijfheid van rug, knie en enkel bij een 59-jarige man

Koos van Nugteren

> Geleidelijk, in de loop van enkele jaren ontstond een gevoel van stijfheid in de rug bij een sportieve 59-jarige man. Hij speelde graag volleybal, maar merkte dat hij steeds meer moeite kreeg met het aannemen en spelen van hoge ballen. Bovendien merkte hij dat langdurig staan lage rugpijn veroorzaakte, soms uitstralend naar de benen. De man kan goed fietsen en tamelijk goed wandelen. Meer dan 5 km wandelen veroorzaakt echter weer een stijf en wat pijnlijk gevoel in rug en benen.
> Toen hij ook regelmatig last kreeg van de achillespezen en knieën, besloot de man een arts te raadplegen.

- **Status praesens**

De patiënt krijgt na enige tijd wandelen een vage, zeurende pijn aan de anterieure zijde van de knie en rond de achillespees. Verder heeft hij last van een stijve rug, vooral bij sporten. Hij heeft het gevoel dat het probleem de laatste paar maanden erger geworden is.

12.1 Algemene inspectie en palpatie

De patiënt heeft een thoracale hyperkyfose met een anteropositie van het hoofd. Hij staat wat voorover.
Algemene palpatie: geen bijzonderheden. De knie en enkel zijn niet warm of gezwollen.

12.2 Functieonderzoek

- Plexie en extensie van de lumbale wervelkolom is fors beperkt, meer dan normaal is voor zijn leeftijd.
- Straight leg raise-test is negatief.
- Er zijn rotatiebeperkingen van de thoracale wervelkolom.
- De mobiliteit van enkel en knie is normaal.
- Weerstandstests van bovenbeen- en onderbeenspieren zijn negatief. De patiënt is zelfs bijzonder sterk voor zijn leeftijd.
- De patiënt kan zonder problemen tien verdiepingen een trap oplopen zonder pijnprovocatie. Enige tijd staan provoceert echter in geringe mate pijn in lage rug en benen.
- Tien minuten intensief fietsen op de hometrainer provoceert geen klachten, ook niet in zijn knieën en enkels.

12.3 Specifieke palpatie

Herkenbare drukpijn bevindt zich ter plaatse van de insertie van de achillespezen. Verder zijn de beide patellae aan proximale en distale zijde in geringe mate drukpijnlijk.

12.4 Interpretatie

Bij deze symptomatologie kan men denken aan spondylartrose van de wervelkolom in combinatie met insertietendopathie door overbelasting tijdens sporten. Pijn in de benen kan wijzen op stenose van wervelkanaal en/of foramina intervertebralia. Langzaam toenemende pijn bij lang staan of rechtop lopen zijn de symptomen die hierbij horen.

De combinatie van een stijve wat pijnlijke rug en insertietendopathieën kan ook wijzen op een hyperostose van wervelkolom en peesinserties. Men noemt deze afwijking hyperostosis ankylosans ofwel de ziekte van Forestier. Tegenwoordig wordt de afwijking ook wel DISH genoemd: diffuse idiopathische skeletale hyperostose.

De ziekte van Bechterew kan eveneens leiden tot verstijving (ankylose) van de wervelkolom: het klinische beeld van de ziekte van Bechterew lijkt sterk op DISH. Echter, bij de ziekte van Bechterew verwacht men een minder geleidelijk verloop. Aanvallen van artritis ontbreken bij deze patiënt.

Met beeldvormend onderzoek kan gemakkelijk onderscheid worden gemaakt tussen de beide aandoeningen (figuur 12.1).

12.5 Beeldvormend onderzoek

Conventioneel röntgenonderzoek (figuur 12.1A) toont een versterkte lumbale lordose. Verder is het ligamentum longitudinale anterius verbeend op laagthoracaal en hooglumbaal niveau: er is dus sprake van beginnende DISH. Verder zijn er multiple discopathieën.

Diagnose

DISH thoracolumbaal en ter plaatse van ossa calcanei en patellae.

12.6 Therapie

Conservatieve (fysio)therapie bij DISH bestaat uit het laten uitvoeren van oefeningen teneinde de mobiliteit van wervelgewrichten en perifere gewrichten te onderhouden. De patiënt krijgt hiervoor een eenvoudig oefenprogramma dat hij gemakkelijk thuis kan uitvoeren. De hyperostose zal hierdoor niet verdwijnen maar enig gunstig effect voor de mobiliteit van vooral de *lumbale* wervelkolom valt te verwachten.[1]

Bij pijn kunnen NSAID's zorgen voor enige verlichting.

Alleen in bepaalde ernstige gevallen van DISH is een operatie geïndiceerd.

12.7 Follow-up

De patiënt is zeer trouw in het uitvoeren van de oefeningen. Bij een controleafspraak na een half jaar is enige toename van de beweeglijkheid van de rug merkbaar. Vooral

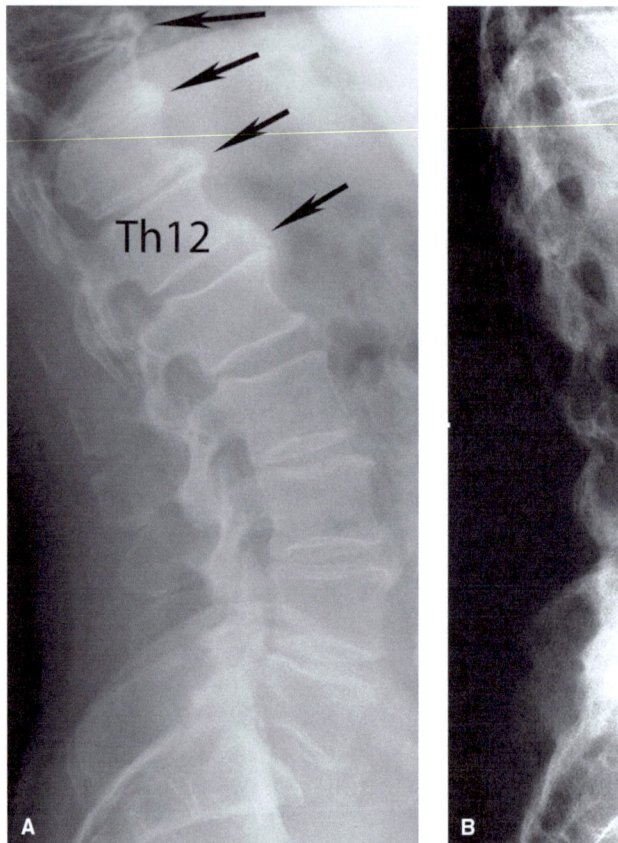

Figuur 12.1 A: Conventioneel röntgenonderzoek toont een versterkte lordose, en verbening van het ligamentum longitudinale anterius (pijlen). B: Kenmerkend röntgenbeeld van de lumbale wervelkolom van een patiënt met de ziekte van Bechterew. Men noemt een dergelijk type wervelkolom ook wel een bamboo spine.

tijdens volleybal heeft hij hier profijt van. Lang staan en langdurig lopen probeert hij zo veel mogelijk te vermijden; hierbij ontstaat namelijk nog steeds rug- en beenpijn.
▶ H. 13 gaat uitgebreid in op de aandoening DISH.

Literatuur

1. Al-Herz A, Snip JP, Clark B, Esdaile JM. Exercise therapy for patients with diffuse idiopathic skeletal hyperostosis. Clin Rheumatol. 2008 Feb;27(2):207-10.

Addendum: DISH (ziekte van Forestier)

Koos van Nugteren en Jorrit Jan Verlaan

13.1 Inleiding

DISH staat voor diffuse idiopathische skeletale hyperostose. Het is een aandoening waarbij overmatige verbening plaatsvindt op allerlei plekken in het lichaam waar pezen en ligamenten aanhechten aan het bot. Hierdoor kunnen pijnklachten en verminderde beweeglijkheid ontstaan in de aangedane gewrichten.[14]

In de literatuur worden allerlei benamingen gebruikt voor DISH, zoals: de ziekte van Forestier[1], hyperostosis ankylosans vertebralis senilis, spondylitis deformans, spondylosis hyperostotica, ankylosing hyperostosis, spondylitis ossificans ligamentosa.

DISH en spondylitis ankylopoetica

Aangezien vooral de wervelkolom is aangedaan, ontstaan dikwijls pijnklachten en bewegingsbeperkingen van de rug. Het klinische beeld lijkt dan ook enigszins op ankyloserende spondylitis (de ziekte van Bechterew), een ziekte waarbij eveneens stijfheid in de rug optreedt. DISH onderscheidt zich echter van de ziekte van Bechterew in verschillende opzichten:

- Bij DISH is er sprake van een geleidelijk degeneratief proces en dus *niet* van aanvalsgewijze inflammatie van gewrichten.
- DISH wordt vooral gezien onder ouderen.
- Bij DISH doen de gewrichten niet mee in het ziekteproces. Het sacro-iliacale gewricht en de facetgewrichten blijven dus gespaard.
- Het röntgenbeeld van een DISH-wervelkolom toont in het algemeen de grootste afwijkingen op thoracaal niveau (met name Th7-Th11), hoewel ook de cervicale en lumbale wervelkolom aangedaan kunnen zijn.
- De discus is gewoonlijk niet aangetast, hoewel degeneratie normaal voor de leeftijd, wel gezien kan worden.

Ossificatie

Ossificatie ontstaat vooral aan de anterolaterale zijde van de thoracale wervelkolom. Opvallend is dat aan de rechterzijde meer botvorming optreedt dan aan de linkerzijde. Dit heeft te maken met de aorta, die zich aan de anterolaterale zijde *links* van de wervelkolom bevindt. Daar waar zich pulserende bloedvaten bevinden, ontstaat minder bot.[1] Ook de horizontale segmentale aftakkingen van de aorta veroorzaken horizontale 'groeven' in de benige verticale structuur. Deze rechtszijdig gelokaliseerde ossificaties kunnen uiteindelijk leiden tot complete ankylose (verstijving) van de wervelkolom.[14]

Perifere structuren

DISH gaat dikwijls samen met hyperostose in perifere structuren zoals tendineuze aanhechtingen ter hoogte van de calcaneus, distale tibia en fibula, patella en olecranon.[2] Dit kan een vage, diffuse en zeurende pijn veroorzaken en een verminderde range of motion.

> Carile et al. (1989)[3] beschreven een 74-jarige vrouw bij wie de organen in spiegelbeeld aanwezig waren; men noemt dit een situs inversus viscerum. De aorta bevond zich bij haar aan de *rechterzijde*. Deze vrouw had DISH. Opmerkelijk was dat de hyperostose gezien werd aan de anterolaterale zijde van de thoracale wervelkolom aan de *linkerzijde*. Een soortgelijk geval werd beschreven door Ciocci (1987)[4] en Ravn-Pedersen et al. (1988).[5] Deze bevindingen ondersteunen de theorie dat de aorta de mate van hyperostose vermindert aan de kant van de arterie.

---

1 Jacques Forestier (1890-1978) was een Franse internist te Aix-les Bains. Hij beschreef de aandoening samen met de Spaanse reumatoloog Jaume Rotés Querol (1921-2008) in 1950.

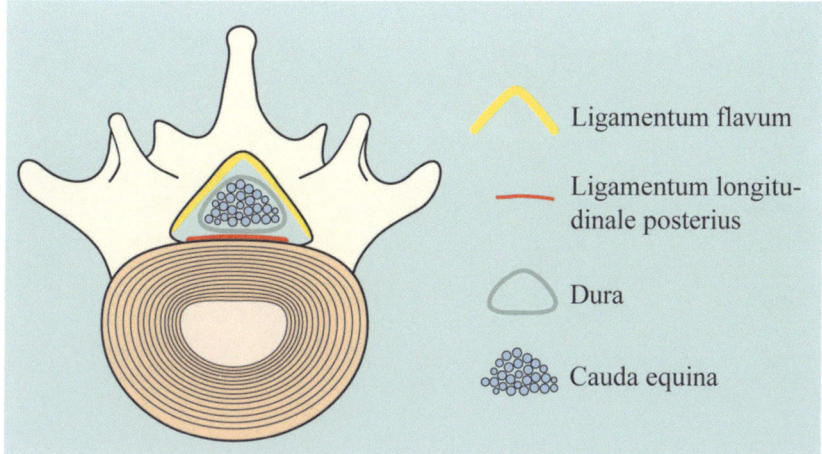

Figuur 13.1 Vereenvoudigde illustratie van, onder andere, het ligamentum longitudinale posterius en het ligamentum flavum binnen het wervelkanaal van een lumbale wervel.

Behalve ossificatie van de anterolaterale zijde van de wervellichamen kan in sommige gevallen ook ossificatie optreden *binnenin* het wervelkanaal. Ossificatie van het ligamentum longitudinale posterius en het ligamentum flavum (figuur 13.1) wordt in de literatuur beschreven.[6] Hierdoor kan – met name op thoracaal niveau waar het spinale kanaal de kleinste diameter heeft – myelumcompressie optreden, met als gevolg neurologische symptomen.

Wervelkanaal

13.2 Beeldvorming

Hyperostose is goed waarneembaar op röntgenfoto's. De botbruggen over de disci heen veroorzaken een golvend patroon over de anterieure zijde van de thoracale wervelkolom. Dit lijkt enigszins op druipend kaarsvet. Er wordt gesproken van DISH als er sprake is van de volgende drie bevindingen:[7]

1. Er is sprake van ossificatie aan de anterolaterale zijde van minstens vier opeenvolgende wervellichamen. Zijn er minder wervellichamen aangedaan, dan kan dat ook wijzen op spondylose of artrose van wervels.
2. De discus is niet of nauwelijks aangedaan. Is dat *wel* het geval, dan zou er sprake kunnen zijn van ankylosis vanwege discusdegeneratie in het eindstadium (en niet van DISH).
3. Het sacro-iliacale gewricht is *niet* aangedaan. Dat zou immers kunnen wijzen op de ziekte van Bechterew. Overigens kunnen beide aandoeningen in zeldzame gevallen tegelijk aanwezig zijn.

Volgens andere criteria is ossificatie van *twee* in plaats van *vier* opeenvolgende wervels voldoende om de diagnose DISH te kunnen stellen. Dan moet er wel sprake zijn van perifere hyperostose in de achterzijde van de calcaneus, de proximale zijde van de patella, of het olecranon.[8]

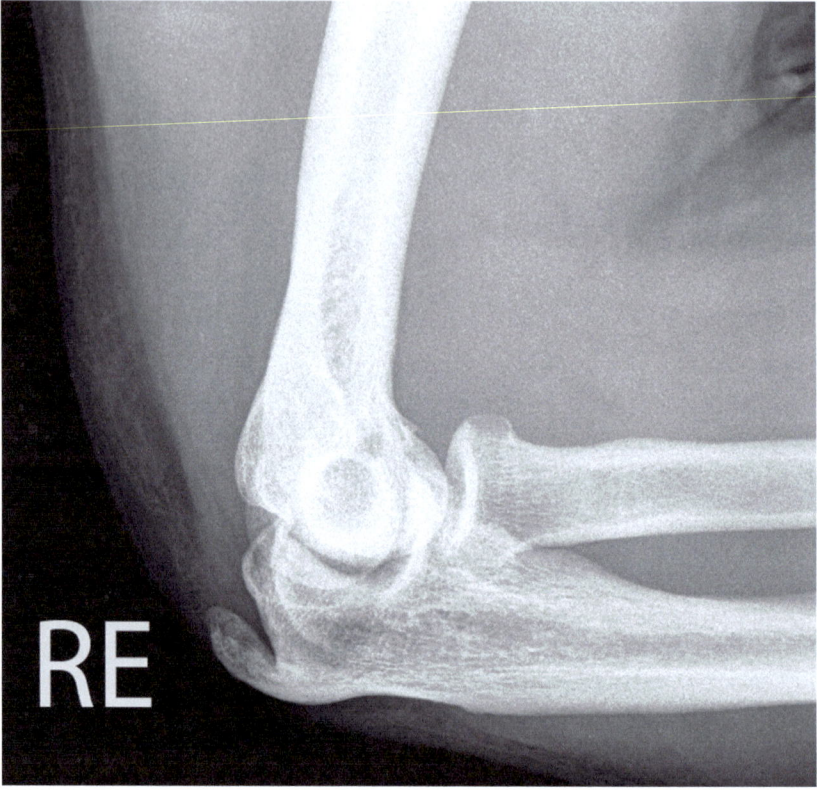

Figuur 13.2 Conventionele röntgenopname van een tractiespoor aan het olecranon bij een 42-jarige krachtsporter, vermoedelijk ontstaan door het bankdrukken. De man is niet bekend met DISH.

Van der Merwe et al. (2012)[9] onderzochten de overblijfselen van 240 middeleeuwse skeletten. Zij onderzochten de prevalentie van DISH op grond van vier diagnostische methoden, namelijk die van Arlet en Mazières (1985)[10], Resnick en Niwayama (1976)[7], Rogers en Waldron (1995)[11] en Utsinger (1985)[12]. De vier methoden hanteerden verschillende criteria voor het diagnosticeren van DISH.

De belangrijkste verschillen:
- Het aantal opeenvolgende wervels dat aangedaan is.
- Het al of niet aanwezig zijn van degeneratieve veranderingen in disci en/of sacro-iliacale gewrichten.
- Het al of niet betrokken zijn van de laagthoracale wervelkolom.
- Het al of niet aanwezig zijn van (bilaterale) perifere ossificaties van peesaanhechtingen.

De prevalentie van DISH bleek sterk afhankelijk te zijn van de gebruikte diagnostische methode. Een oorzaak hiervan was dat perifere ossificatie ook kan voorkomen bij mensen die *niet* aan DISH lijden. Hierdoor kan onterecht de diagnose DISH worden gesteld (figuur 13.2).

Verder is het *uitsluiten* van DISH bij mensen met degeneratie van disci en/
of sacro-iliacale gewrichten soms onterecht. Vooral bij ouderen (> 50 jaar) gaan
deze condities immers regelmatig samen.

Tevens bleek uit het onderzoek dat hyperostose van patella en olecranon de
kans op DISH duidelijk vergroot, terwijl dit minder het geval is bij hyperostose
van calcaneus en tuberositas tibiae. Voorwaarde is wel dat de hyperostose bilateraal aanwezig is. De kans op DISH is het grootst als alle genoemde perifere
lokalisaties zijn aangedaan.

13.3 Epidemiologie

DISH komt veel voor. Studies onder verschillende bevolkingsgroepen tonen een prevalentie die varieert van 2,6 tot 25% bij een bevolking ouder dan 50 jaar. Onderzoek onder mensen met een hoge leeftijd toont zelfs nog hogere percentages.[13]

DISH wordt dikwijls aangetroffen bij obese personen met een passieve leefstijl. Daarbij is er ook vaak sprake van diabetes mellitus type-II.[14] Mannen lopen een ongeveer twee keer zo groot risico als vrouwen om de aandoening te krijgen.

De oorzaak van DISH is onbekend, hoewel een verhoogde aanmaak van bot op basis van een ontregeling van groeifactoren bij een subklinisch chronisch inflammatieproces wordt vermoed.[15]

Prevalentie[2]

Westerveld et al. (2008)[16] onderzochten hoe vaak de aandoening DISH voorkomt in Nederland door thoraxfoto's – die niet voor rugklachten werden gemaakt – te screenen van 501 mensen ouder dan 50 jaar. Zij vonden een prevalentie van 17%, wat vrij hoog is in vergelijking met de beschikbare literatuur. Verder bleek uit dit onderzoek dat hoge leeftijd en een mannelijk geslacht risicofactoren zijn voor het ontstaan van DISH.

13.4 Symptomatologie

Ontstaan en verloop van de aandoening zijn meestal zeer geleidelijk. Symptomen die kunnen optreden zijn:
- Een stijve rug, al of niet met thoracale en/of lumbale pijn. Op lange termijn kan de hele wervelkolom verstijven in een kyfotische stand. Het klinische beeld lijkt dan op dat van de ziekte van Bechterew in een vergevorderd stadium.
- Nekpijn. Het is onduidelijk of deze klacht direct of indirect door DISH wordt veroorzaakt.

---

2 Aantal gevallen in een populatie waarbij op een bepaald tijdstip een bepaalde ziekte aanwezig is.

- Cervicaal gevormd bot kan problemen veroorzaken van slokdarm en luchtpijp. Zo kan er sprake zijn van:[14]
    - verandering van de stem; de patiënt is hees of schor;
    - piepend geluid tijdens inademing, meestal hoorbaar tijdens het slapen, ook wel stridor genoemd;
    - apneu[3],
    - problemen met slikken doordat het voedsel de slokdarm moeilijk passeert, ook wel dysfagie genoemd.[17]
- Myelopathie ten gevolge van ruggenmergcompressie door overmatige botvorming binnenin het wervelkanaal.
- Rond perifere gewrichten kan pijn ontstaan als er lokale botvorming optreedt waar pezen of ligamenten insereren.

13.5 Conservatieve therapie

Het type conservatieve therapie is afhankelijk van de ernst van de klachten:
- In milde gevallen kan men volstaan met afwachtend beleid.
- In geval van pijn kunnen NSAID's worden voorgeschreven.
- Fysiotherapie in de vorm van oefentherapie kan worden toegepast om de beweeglijkheid van de gewrichten te onderhouden. Vooral lumbosacraal is daarbij lichte verbetering te verwachten.[18]

13.6 Operatie

Een operatie kan worden overwogen in de volgende gevallen:
- Luchtwegobstructie door cervicale osteofyten.
- Eetproblemen door slokdarmobstructie ten gevolge van overmatige cervicale botvorming.
- Ernstige myelopathie door kanaalstenose ten gevolge van hyperostose binnen het wervelkanaal. Laminectomie en het vastzetten van aanliggende wervels kan zorgen voor meer ruimte binnen het wervelkanaal en afname van de klachten ten gevolge van de myelopathie.[6]

13.7 Wervelfracturen

Een ankylotische wervelkolom kan bij een gering trauma al snel breken. In de normale niet-ankylotische populatie worden wervelfracturen gewoonlijk veroorzaakt door hoogenergetische traumata, zoals een auto-ongeluk of een val van grote hoogte. Bij patiënten met DISH of de ziekte van Bechterew is een wervelfractuur echter vaak

---

3 Apneu = onderbreking van de ademhaling.

het gevolg van een laagenergetisch trauma zoals een val uit staande of zittende positie. De meerderheid van de fracturen ziet men in de cervicale wervelkolom.[14,19] Een hyperextensietrauma kan gemakkelijk een thoracolumbale fractuur veroorzaken. Dergelijke fracturen komen bij een niet-ankylotische wervelkolom nauwelijks voor. Een gezonde, mobiele wervelkolom is namelijk veel beter in staat om krachten op te vangen en te distribueren over meerdere niveaus.

Fracturen van een verstijfde wervelkolom zijn in het verleden vaak beschreven bij patiënten met de ziekte van Bechterew.[20] Minder bekend is dat bij DISH-patiënten eveneens gemakkelijk een (instabiele) fractuur kan ontstaan.[21] Vaak wordt deze door de arts niet herkend omdat DISH-patiënten in veel gevallen vóór het trauma ook al enige mate van rugpijn hadden. Verder kan het lastig zijn een fractuur op een röntgenfoto te detecteren wegens de reeds bestaande pathologische afwijkingen in de wervelkolom.[14] Een CT- of MRI-scan dient te worden verricht in geval van verdenking op een fractuur bij een ankylotische wervelkolom.

Een fractuur van een verstijfde wervelkolom, zoals bij DISH en de ziekte van Bechterew, is ernstiger dan die van een niet-ankylotische wervelkolom.[19] Relatief vaak is de fractuur mechanisch instabiel en veroorzaakt neurologische problemen, bijvoorbeeld door inadequate immobilisatie, onvoorzichtig transport naar het ziekenhuis, het aanbrengen van de harde halskraag, of immobilisatie op een spine board bij een patiënt met pre-existente deformiteit van rug of nek.[14]

Fracturen bij DISH-patiënten verlopen vaak horizontaal of diagonaal door het wervellichaam, anders dan bij patiënten met de ziekte van Bechterew, bij wie fracturen vaker door de tussenwervelschijf lopen (figuur 13.3).[14] Dit heeft te maken met botbruggen die bij DISH-patiënten de discus overbruggen en zorgen voor een groot botoppervlak ter hoogte van de tussenwervelschijf. De voor-achterwaartse diameter van het wervellichaam is bij DISH-patiënten het kleinst in het midden tussen de dekplaten; dit is dan ook de locatie waar relatief vaak een fractuur optreedt.

Door de wereldwijde vergrijzing en de voortdurende toename van aandoeningen zoals obesitas en diabetes mellitus type-II, zal de prevalentie van DISH mogelijk verder toenemen.[14] Het is dan ook van belang dat artsen en fysio/kinesitherapeuten voldoende kennis hebben over deze nog relatief onbekende maar veelvoorkomende aandoening. Clinici zouden ook voorbereid moeten zijn op een toename van het aantal traumapatiënten met DISH.[14]

> De term hyperostose suggereert dat er sprake is van sterke, robuuste botten. Metingen van de botdichtheid kunnen gemakkelijk een te hoge waarde van de botdichtheid tonen. Dit komt doordat er meer bot in het voor-achterwaartse veld ligt waarin de botmeting gedaan wordt.[22] Bij het meten van de botdichtheid op thoracaal niveau – met DXA-scanning – werd in kadaverwervelkolommen met DISH een overschatting van de botdichtheid van 23,6 tot 39% bereikt, afhankelijk van de hoek waarin gemeten werd.[14,22]
>
> Als de meting echter op een *niet* aangedane plaats wordt verricht, is er vaak sprake van een gemiddelde of zelfs te lage botdichtheid.[23]

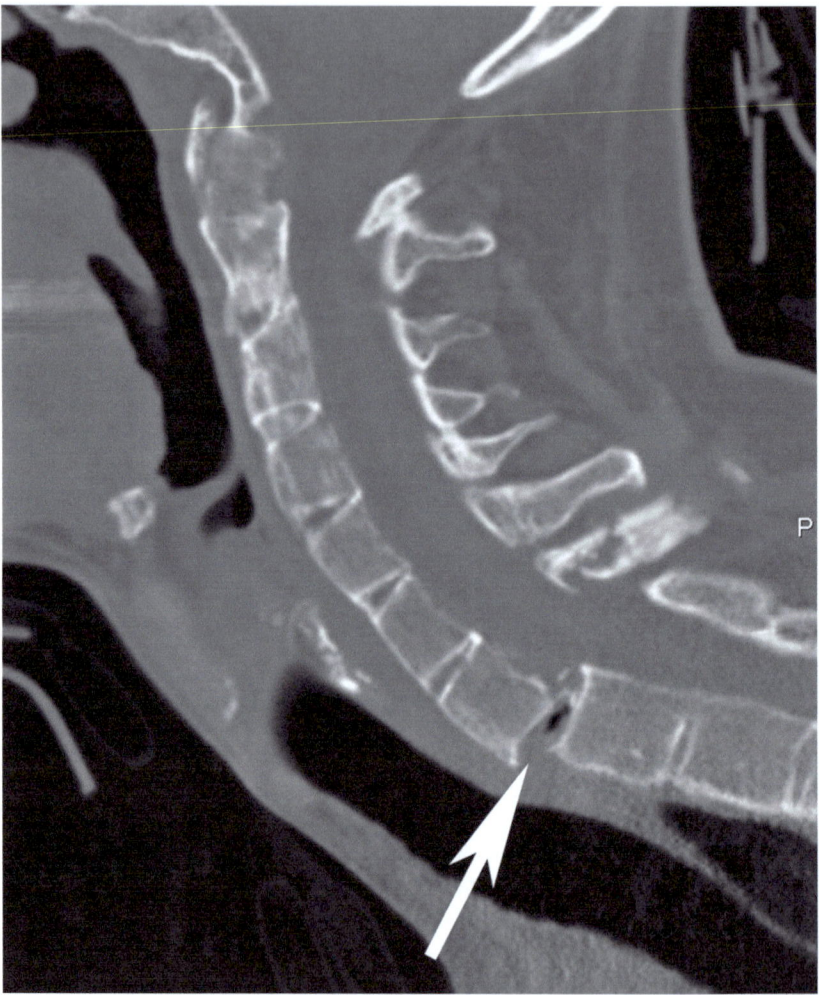

Figuur 13.3 CT-scan (sagittale coupe) van de cervicale wervelkolom bij een 49-jarige man met de ziekte van Bechterew. De pijl toont een fractuur door de discus van C7-Th1. Let ook op het karakteristieke beeld van een bamboo spine.

Literatuur

1. Verlaan JJ, Westerveld LA, Keulen JW van, Bleys RL, Dhert WJ, Herwaarden JA van, Moll FL, Oner FC. Quantitative analysis of the anterolateral ossification mass in diffuse idiopathic skeletal hyperostosis of the thoracic spine. Eur Spine J. 2011 Sep;20(9):1474–9.
2. Resnick D, Shaul SR, Robins JM. Diffuse idiopathic skeletal hyperostosis (DISH): Forestier's disease with extraspinal manifestations. Radiology, 1975.
3. Carile L, Verdone F, Aiello A, Buongusto G. Diffuse idiopathic skeletal hyperostosis and situs viscerum inversus. J Rheumatol. 1989 Aug;16(8):1120–2.
4. Ciocci A. Diffuse idiopathic skeletal hyperostosis (DISH) and situs viscerum inversus. Report of a single case. Clin Exp Rheumatol. 1987 Apr-Jun;5(2):159–60.
5. Ravn-Pedersen P, Jurik AG. Diffuse idiopathic skeletal hyperostosis in a patient with right-sided aorta. Rontgenblatter. 1988 Dec;41(12):495–6.

Literatuur

6. Sharma RR, Mahapatra A, Pawar SJ, Sousa J, Lad SD, Athale SD. Spinal cord and cauda equina compression in 'DISH'. Neurol India. 2001 Jun;49(2):148–52.
7. Resnick D, Niwayama G. Radiographic and pathologic features of spinal involvement in diffuse idiopathic skeletal hyperostosis (DISH). Radiology. 1976 Jun;119(3):559–68.
8. Utsinger PD. Diffuse idiopathic skeletal hyperostosis. Clin Rheum Dis. 1985 Aug;11(2):325–51.
9. Merwe AE van der, Maat GJ, Watt I. Diffuse idiopathic skeletal hyperostosis: diagnosis in a palaeopathological context. Homo. 2012 Jun;63(3):202–15.
10. Arlet J, Mazières B. [Hyperostotic disease]. Rev Med Interne. 1985 Dec;6(5):553–64.
11. Rogers J, Waldron T. A field guide tot joint disease in archaeology. Chichester: John Wiley and Sons, 1995.
12. Utsinger PD. Diffuse idiopathic skeletal hyperostosis. Clin Rheum Dis. 1985 Aug;11(2):325–51.
13. Spagnola AM, Bennett PH, Terasaki PI. Vertebral ankylosing hyperostosis (Forestier's disease) and HLA antigens in Pima Indians. Arthritis Rheum. 1978 May;21(4):467–72.
14. Westerveld LA. Diffuse idiopathic skeletal hyperostosis (DISH). The impact of spinal ankylosis on trauma patients. Utrecht: Zuidam Uithof Drukkerijen, 2011.
15. Mader R, Verlaan JJ. Bone: Exploring factors responsible for bone formation in DISH. Nat Rev Rheumatol. 2011 Dec 23;8(1):10–2.
16. Westerveld LA, Ufford HM van, Verlaan JJ, Oner FC. The prevalence of diffuse idiopathic skeletal hyperostosis in an outpatient population in The Netherlands. J Rheumatol. 2008 Aug;35(8):1635–8.
17. Verlaan JJ, Boswijk PF, Ru JA de, Dhert WJ, Oner FC. Diffuse idiopathic skeletal hyperostosis of the cervical spine: an underestimated cause of dysphagia and airway obstruction. Spine J. 2011 Nov;11(11):1058–67.
18. Al-Herz A, Snip JP, Clark B, Esdaile JM. Exercise therapy for patients with diffuse idiopathic skeletal hyperostosis. Clin Rheumatol. 2008 Feb;27(2):207–10.
19. Westerveld LA, Verlaan JJ, Oner FC. Spinal fractures in patients with ankylosing spinal disorders: a systematic review of the literature on treatment, neurological status and complications. Eur Spine J. 2009 Feb;18(2):145–56.
20. Finkelstein JA, Chapman JR, Mirza S. Occult vertebral fractures in ankylosing spondylitis. Spinal Cord. 1999 Jun;37(6):444–7.
21. Mader R. Diffuse idiopathic skeletal hyperostosis: time for a change. J Rheumatol. 2008 Mar;35(3):377–9.
22. Westerveld LA, Verlaan JJ, Lam MG, Scholten WP, Bleys RL, Dhert WJ, Oner FC. The influence of diffuse idiopathic skeletal hyperostosis on bone mineral density measurements of the spine. Rheumatology (Oxford). 2009 Sep;48(9):1133–6.
23. Schwartz JB, Rackson M. Diffuse idiopathic skeletal hyperostosis causes artificially elevated lumbar bone mineral density measured by dual X-ray absorptiometry. J Clin Densitom. 2001 Winter;4(4):385–8.

Een 24-jarige man met tintelingen in de voet en een stijf gevoel van de kuit in een periode waarin hij veel wandelde

Pat Wyffels

> Sinds een week klaagde een 24-jarige man over tintelingen in de linkervoet. De tintelingen waren vooral aan de mediale helft van de voetzool gelokaliseerd en in de tenen II tot en met V. Bovendien was er een gevoel van stijfheid in de linkerkuit. De klachten ontstonden in een periode waarin de man vrij veel wandelde. Zelf dacht hij dat zijn mogelijk iets te nauwe schoenen de klachten hadden veroorzaakt. Na inspanning namen de klachten toe.
> In eerste instantie waren inspectie, palpatie en functieonderzoek normaal, op drukpijn ter hoogte van de tarsale tunnel na. Bij druk was er ook een lichte uitstraling naar de voetzool. Omdat de klachten ontstonden na wandelen met vrij nauwe schoenen, vermoedde ik een compressieneuropathie van de n. tibialis in de tarsale tunnel en adviseerde de man voorlopig niet te wandelen, te zijner tijd beter passende schoenen aan te schaffen en gaf hem een NSAID, in de hoop dat de hierdoor verkregen zwellingsvermindering de symptomen snel zou doen verdwijnen.
> Een week later kreeg ik een ongeruste moeder aan de telefoon, die meldde dat haar zoon absoluut niet tegen de medicatie kon, want zijn spieren zouden erdoor verslappen waardoor hij van de trap was gevallen.
> Ik zag de man toen onmiddellijk terug. De paresthesieën waren onveranderd en volgens zijn zeggen waren zijn spieren aan het verslappen. In het bijzonder traplopen was problematisch omdat hij zijn linkerknie niet meer goed kon strekken. Traplopen was alleen nog mogelijk wanneer hij zich met twee handen aan de leuning vastgreep.
> Dit is een merkwaardige evolutie. De toenemende spierzwakte is verontrustend en kan niet het gevolg zijn van de medicatie, deze bijwerking wordt althans niet in de bijsluiter vermeld.

14.1 Inspectie

De patiënt heeft een abnormaal looppatroon: hij beweegt zich onzeker en kan niet langs een rechte lijn lopen. Bovendien zakt hij bij elke stap iets door zijn knieën, als teken van spierzwakte van de kniestrekkers.
Er is geen atrofie van de m. quadriceps.

14.2 Functieonderzoek

- Onderzoek van de lumbale wervelkolom, de sacro-iliacale gewrichten en de heupen levert geen bijzonderheden op.
- Extensie van de linkerknie tegen weerstand is uitgesproken zwak, evenals extensie van de enkel.
- De kniepeesreflex is duidelijk verhoogd, links meer dan rechts, links zelfs met duidelijke clonusvorming.
- De achillespeesreflex is bilateraal verhoogd.
- De voetzoolreflex is links volgens Babinski.

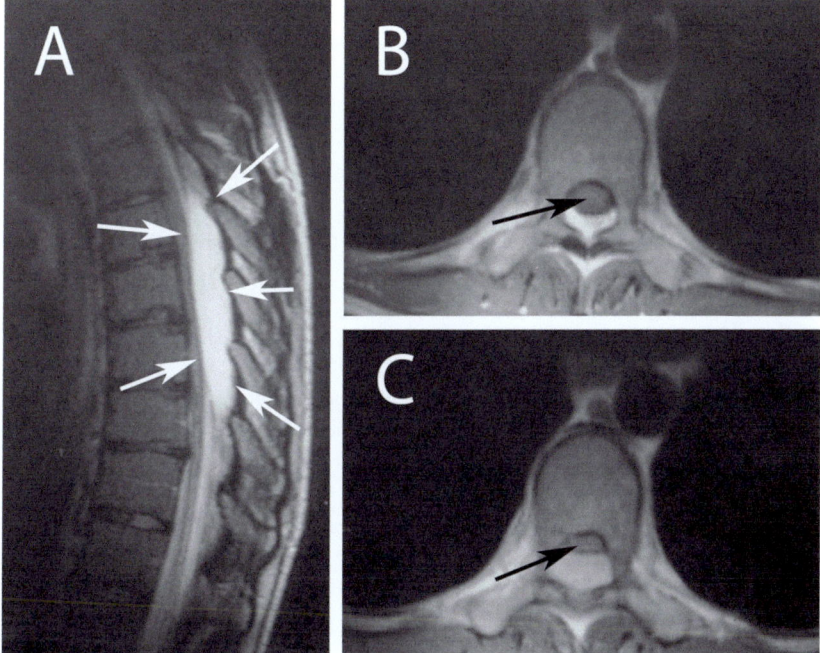

Figuur 14.1 A: Sagittale MRI-coupe: op midthoracaal niveau is een spoelvormige structuur (witte pijlen) te zien, posterieur van het thoracale myelum. B en C: MRI toont op de transversale coupes dat het ruggenmerg (zwarte pijlen) wordt gecomprimeerd en naar voren is verplaatst.

14.3 Interpretatie

Het betreft hier uiteraard geen tarsaletunnelsyndroom, zoals ik in eerste instantie vermoedde, maar er is duidelijk sprake van ernstige en progressieve ruggenmergspathologie.

Ik ga onmiddellijk met de patiënt naar een neuroloog. Beiden denken we onwillekeurig aan een ernstige evolutie van multipele sclerose. Dat zou voor deze jongeman die op de drempel staat van een carrière natuurlijk een absolute ramp betekenen.

Verdere beeldvorming moet helpen de definitieve diagnose te stellen.

14.4 Aanvullend onderzoek

In eerste instantie wordt een MRI met contrast van de hersenen gemaakt. Dit onderzoek toont echter geen afwijkingen. De dag daarna worden de cervicale en thoracale wervelkolom door middel van MRI onderzocht.

Op midthoracaal niveau is een spoelvormige structuur te zien, posterieur van het thoracale myelum. Deze structuur is duidelijk hyperintens van signaal op de T2-gewogen opnamen. Het thoracale ruggenmerg wordt duidelijk gecomprimeerd en is – voor zover dat mogelijk is – naar voren verplaatst. De structuur is scherp omlijnd en de bovengrens ligt ter hoogte van de dekplaat van Th5. De ondergrens ligt ter hoogte van het middelste derde deel van het wervellichaam van Th8. Er lijkt dus sprake te zijn van een extraduraal gelegen tumoraal proces (◘ figuur 14.1). Juist ter hoogte van de midthoracale wervelkolom is er zeer weinig reserveruimte in het spinale kanaal. Dit verklaart de snelle progressie van de klachten.

> **Diagnose**
>
> Tumoraal proces in het wervelkanaal ter hoogte van de midthoracale wervelkolom.

14.5 Therapie

Deze bevinding was een indicatie voor een spoedoperatie, die dan ook reeds de volgende dag plaatsvond. Nadat een brede laminectomie was uitgevoerd, werd een rozig gekleurde, goed begrensde tumor zichtbaar die zonder moeilijkheden van de dura mater kon worden losgeprepareerd.

Anatomisch-pathologisch onderzoek toonde aan dat het een goedaardige vasculaire tumor van het haemangiomatype betrof.

14.6 Follow-up

De patiënt herstelt ongeveer even snel als zijn klachten voorheen zijn ontstaan. Reeds een maand na de ingreep is hij geheel klachtenvrij en zijn het functieonderzoek en het neurologische onderzoek volkomen negatief.

Nek-schouderklachten sinds vier maanden bij een 64-jarige vrouw

Patty Joldersma en Koos van Nugteren

> Geleidelijk ontstond pijn op de rechterschouder bij een 64-jarige vrouw. Zij vermoedde dat het ontstaan was nadat zij in een onhandige houding in de auto met een medepassagier had gepraat. Zij moest daarbij haar hoofd steeds naar rechts draaien. In de loop van de weken ontstonden ook lichte tintelingen in de rechterhand, vooral als zij de arm liet afhangen in zit en in stand. Ook boven schouderhoogte werken met de rechterarm was lastig. Toen zij door de schouderpijn ook problemen kreeg met slapen, besloot zij een fysiotherapeute te raadplegen. Deze vermoedde een thoracic-outletsyndroom en behandelde haar onder andere met mobilisaties van de eerste rib en rekkingsoefeningen van de mm. scaleni.
> In de loop van de weken verminderden de tintelingen in de hand en ook de pijn in de nek werd minder. Toch bleef er een zeurende pijn aanwezig iets craniaal van de clavicula. Vooral bij het aan- en uitkleden had zij hier last van.
> Als de fysiotherapeute duidelijk herkenbare drukpijn ontdekt op het acromioclaviculaire gewricht, besluit zij met een collega (KvN) de vrouw nogmaals te onderzoeken.

- **Status praesens**

In rust is er sprake van slechts geringe zeurende pijn supraclaviculair.

15.1 Inspectie en algemene palpatie

Nauwkeurige inspectie toont een duidelijk gezwollen *sterno*claviculair gewricht rechts. Het gewricht voelt warmer aan dan dat aan de heterolaterale zijde.

15.2 Functieonderzoek

- Elevatie van de arm is eindstandig iets beperkt en pijnlijk. Bij passief doortesten neemt de pijn toe. Het betreft voor de patiënte herkenbare pijn.
- Passieve adductie provoceert herkenbare pijn op de schouder.
- De endorotatie en exorotatie zijn in de eindstanden iets beperkt.
- Weerstandstest tegen adductie provoceert herkenbare pijn.

15.3 Specifieke palpatie

Er is sprake van herkenbare drukpijn op zowel het sternoclaviculaire gewricht als het acromioclaviculaire gewricht.

15.4 Interpretatie

Pijn *op* de schouder suggereert een probleem in de cervicale wervelkolom, vooral als er ook tintelingen in de hand zijn. Soms echter kan dit type schouderpijn ook ontstaan door acromioclaviculaire en/of sternoclaviculaire problematiek. De inspectie

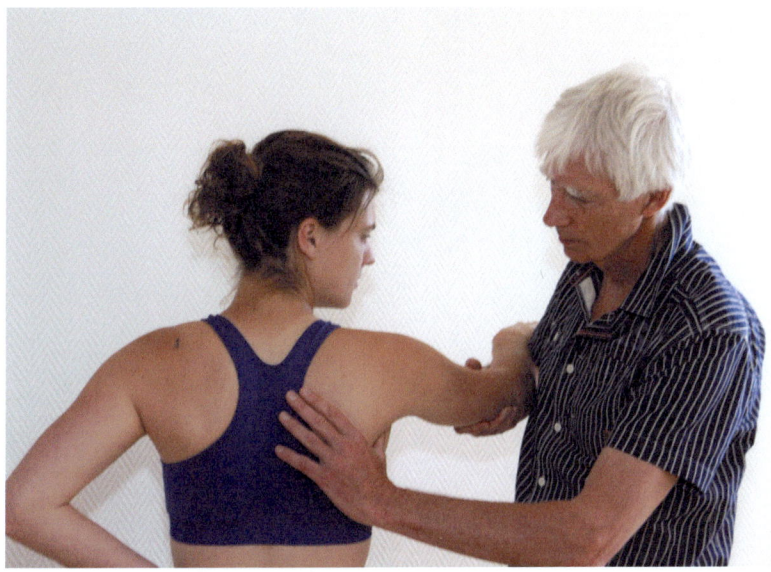

Figuur 15.1 Het testen van de glenohumerale abductie: de scapula wordt gefixeerd door de onderzoeker.

en het functieonderzoek wijzen hierop. De vraag is *waarom* deze twee gewrichten geïrriteerd zijn. Duidelijk is dat bij maximale elevatie, in de eindstand van beide gewrichten, pijn wordt geprovoceerd. We vragen ons af of tijdens maximale elevatie van de arm een abnormaal grote bewegingsuitslag wordt gevraagd van de sleutelbeengewrichten. Zo'n hypermobiliteit kan onder andere ontstaan als de *glenohumerale* mobiliteit tekortschiet. Maximale elevatie wordt immers deels glenohumeraal tot stand gebracht, deels sternoclaviculair en deels acromioclaviculair. Scapulothoracaal heeft dit ook consequenties: als glenohumeraal een elevatiebeperking bestaat, moet bij maximaal eleveren van de arm de scapula verder over de thorax naar voren schuiven.

15.5 Toegevoegde test

Abductie van beide armen wordt passief uitgevoerd, terwijl de scapula door de onderzoeker gefixeerd wordt (figuur 15.1). Abductie van de aangedane rechterarm is circa 25° *minder* ver mogelijk dan abductie van de niet-aangedane linkerarm. Er ontstaat nu geen pijn op de schouder. Er is dus sprake van een glenohumerale beperking.

Ik vertel de patiënte dat deze beperking enigszins lijkt op een geringe frozen shoulder. Zij antwoordt vervolgens dat zij vier jaar geleden in dezelfde schouder een frozen shoulder gehad heeft… Zij heeft toen intensief geoefend om de elevatie weer te normaliseren. Vermoedelijk heeft de patiënte destijds bij het oefenen vooral de sternoclaviculaire en acromioclaviculaire gewrichten gemobiliseerd waardoor deze hypermobiel geworden zijn. Aangezien de sternoclaviculaire en acromioclaviculaire gewrichten de fysiologische bewegingsgrens tijdens maximale elevatie van de arm overschrijden – glenohumeraal is de *range of motion* immers te gering – ontstaat irritatie van de beide gewrichten.

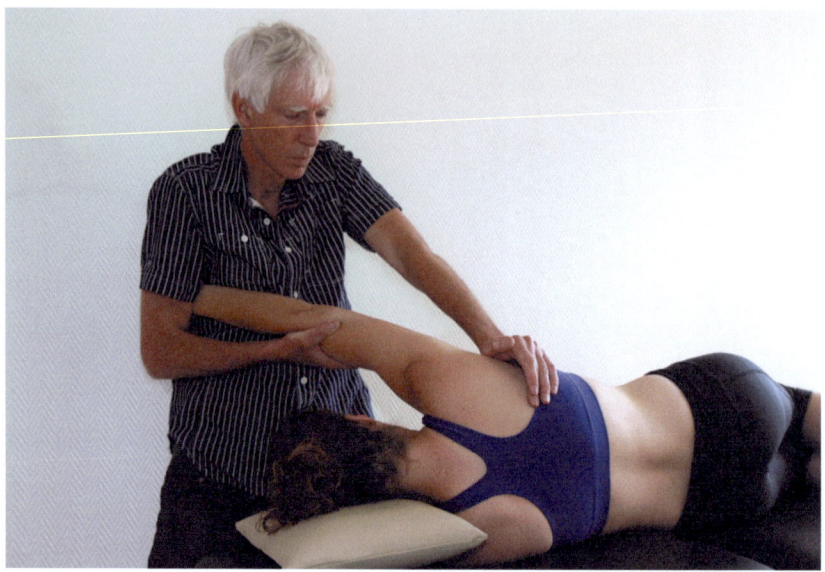

◘ **Figuur 15.2** Glenohumerale mobilisering van de rechterarm in zijligging: passieve elevatie van de arm vindt plaats terwijl de scapula door de behandelaar wordt gefixeerd.

Diagnose		
Traumatische artritis van het sternoclaviculaire en acromioclaviculare gewricht door chronische irritatie.		

15.6 Therapie

De behandeling bestaat uit mobiliserende oefeningen van het glenohumerale gewricht zonder dat de sternoclaviculaire en acromioclaviculaire gewrichten in de eindstand komen.

Passief mobiliserende handgrepen kunnen gemakkelijk door de fysiotherapeut/kinesitherapeut worden uitgevoerd: mobilisering kan plaatsvinden in zijligging[1] (◘ figuur 15.2) of in zit (◘ figuur 15.3).

Probleem bij de behandeling is wel dat de patiënte moeilijk dergelijke oefeningen thuis kan uitvoeren.

15.7 Follow-up

Enkele weken later, na enkele sessies fysiotherapie, is de patiënte vrijwel klachtenvrij. Zij kan nu zonder problemen slapen.

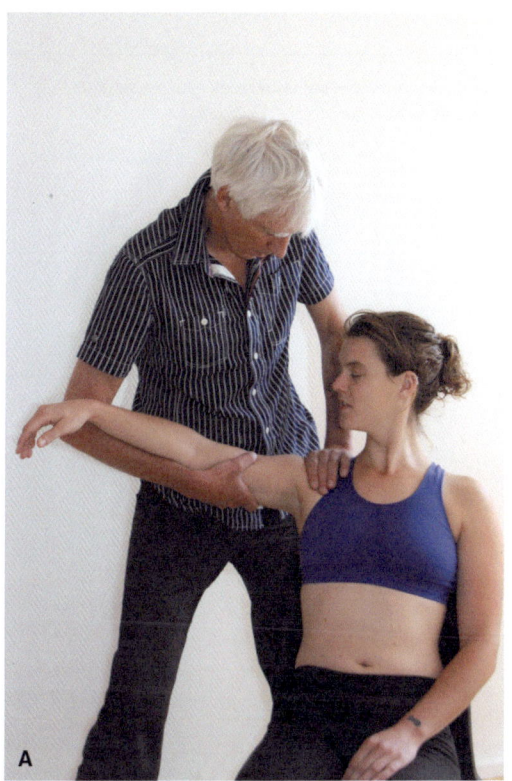 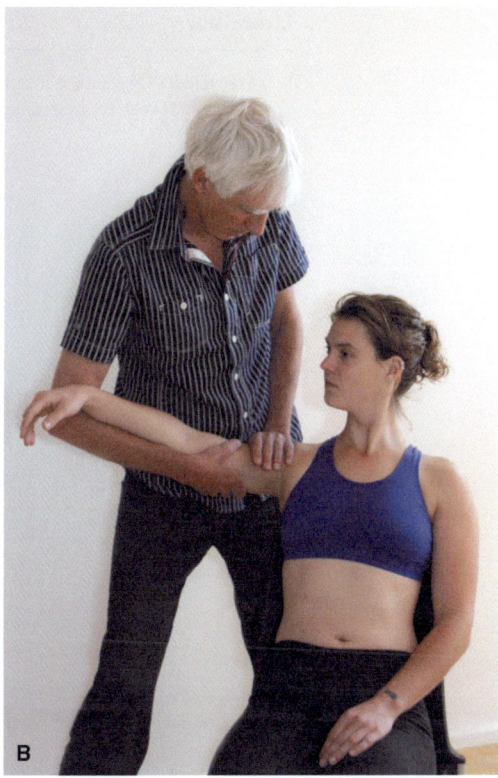

○ **Figuur 15.3** A: Passieve glenohumerale mobilisering in zit. De scapula wordt nu gefixeerd aan de craniale zijde. B: Glenohumerale mobilisering in zit: passieve elevatie van de arm vindt plaats terwijl de schouderkop door de behandelaar in caudale richting wordt bewogen.

15.8 Bespreking

Pijn op de schouder, pijn bij passieve horizontale adductie en pijn bij adductie tegen weerstand wijzen op acromioclaviculaire pathologie, al of niet in combinatie met sternoclaviculaire problemen. Aangezien dit type pathologie niet zo veel voorkomt wordt zij vaak over het hoofd gezien. Vooral bij mensen met een reumatische aandoening kan *spontaan* een sternoclaviculaire inflammatie optreden. In dit geval echter was het primaire probleem de bewegingsbeperking in het glenohumerale gewricht. Secundair ontstond hierdoor hypermobiliteit en pijn in de beide sleutelbeengewrichten. Men kan zich afvragen of de tintelingen in de hand een tertiair gevolg waren; de plexus brachialis verloopt immers vlak onder het sleutelbeen en kan geïrriteerd raken als het sleutelbeen niet de juiste stand heeft. Gewoonlijk ziet men dan echter vasculaire problemen in de arm. Het is ook mogelijk dat kortdurend – al of niet toevallig – er ook even sprake is geweest van een cervicobrachiaal syndroom.

Uiteraard is het verstandig het *primaire* probleem op te lossen. De andere klachten verdwijnen dan meestal vanzelf.

Literatuur

1. Stenvers JD. De primaire frozen shoulder. Een retrospectief onderzoek naar de behandeling door middel van fysiotherapie. Proefschrift. 1994, 5 jan.

Stekende pijn onder de linkerborst bij een 20-jarige studente

Koos van Nugteren

> Zonder enige aanleiding ontstond plotseling een heftige, stekende pijn onder de linkerborst bij een 20-jarige studente. Zij was door de pijn niet meer in staat iets te doen, ging liggen en durfde nauwelijks te bewegen. Zelfs ademen deed de pijn toenemen. Zij wachtte af tot de pijn na enkele minuten vanzelf weer verdween. In de maanden erna herhaalde dit fenomeen zich vele malen, maar niet altijd zo heftig als die eerste keer. 's Nachts had zij nooit last.
> Zij bezocht de huisarts, die haar doorverwees naar de neuroloog. De neuroloog ontdekte een lichte scapula alata links, vermoedde een serratus anterior-parese, en diagnosticeerde een hereditaire neuralgische amyotrofie. Haar moeder en opa waren ook bekend met deze aandoening. De vrouw werd vervolgens doorverwezen naar de fysiotherapeut.
> De studente is verder kerngezond, speelt hockey zonder beperkingen en heeft nooit eerder iets dergelijks gevoeld.

- Status praesens

Tijdens het onderzoek is de patiënte volledig klachtenvrij. Wel zegt zij lichte krachtsvermindering te ervaren in de linkerarm. Zij is rechtshandig.

16.1 Inspectie

Afgezien van licht afstaande schouderbladen, rechts iets meer dan links, valt niets bijzonders op. Er is ook geen atrofie van musculatuur waarneembaar.

16.2 Algemene palpatie

Geen bijzonderheden.

16.3 Functieonderzoek

Het functieonderzoek is volledig negatief.

Aangezien een serratus anterior-parese werd vermoed, wordt deze spier uitgebreid getest. Tijdens het heffen van de armen voorwaarts is zichtbaar dat in de eerste 60° van de beweging de scapula eerst wat meer van de romp af gaat staan, maar vervolgens weer volledig aansluit aan de romp. De scapula alata verdwijnt volledig bij 90° anteflexie, ook met 3 kg dumbells in de handen. De patiënte heeft geen moeite de dumbells te heffen en voelt geen verschil tussen links en rechts.

Weerstandstests van de linkerschouder, -arm, -hand en -vingers tonen objectief geen enkel krachtsverlies.

16.4 Interpretatie

De diagnose neuralgische amyotrofie is in dit geval zeer twijfelachtig. Een neuralgische amyotrofie wordt gekenmerkt door een periode (weken achtereen) van hevige pijn die niet beïnvloedbaar is door houding of beweging. Deze pijn wordt veroorzaakt door een inflammatie van de plexus brachialis. Na enige tijd vermindert de pijn en ontstaat verlamming van een of enkele schouder-, arm- en/of handspieren. Hoewel deze patiënte lichte krachtsvermindering ervaart in de linkerarm, is hier objectief niets van te merken. Van een verlamming is zeker geen sprake.

Een licht afstaand schouderblad wordt wel vaker gezien bij kerngezonde mensen. Het hoeft niet direct de wijzen op verlamming of andere vormen van pathologie.

Afgaande op het verhaal lijkt er hier eerder sprake te zijn van een costochondritis, een aandoening van de rib-kraakbeenovergang. De oorzaak van deze aandoening is onbekend; mogelijk betreft het een tijdelijke inklemming van de n. intercostalis. Dit veroorzaakt venijnig stekende, lokale pijn[1] die verder geen kwaad kan. Het grootste probleem is meestal de bezorgdheid bij de patiënt dat er mogelijk sprake is van een hartaanval. Vooral inademen provoceert dan pijn. Deze patiënte kan dit bevestigen. Vaak is door heel nauwkeurige palpatie de plaats van de inklemming te bepalen.

16.5 Specifieke palpatie

Nauwkeurige palpatie van de ribben rond de locatie waar de pijn gewoonlijk wordt gevoeld, toont een drukpijnlijke plek op de rib-kraakbeenovergang, precies op de plek waar de patiënte de pijn gewoonlijk ervaart. Aan de heterolaterale zijde is deze drukpijn nauwelijks aanwezig. De pijnlijke plek is niet warm of gezwollen.

Diagnose
Idiopathische costochondritis.

16.6 Therapie

Er is geen effectieve therapie voor deze aandoening voorhanden. Gewoonlijk verdwijnt het probleem na verloop van tijd vanzelf. De patiënt geruststellen en een verklaring geven voor het fenomeen zijn vooral belangrijk. Hiermee wordt de ongerustheid weggenomen en accepteert men gemakkelijker dat af en toe een kortdurende stekende pijn rond de borst bestaat.

16.7 Bespreking

Pijn op de borst berust vaak op aandoeningen van het skelet en/of de spieren. In de literatuur worden verschillende benamingen min of meer door elkaar gebruikt[1]: contusie (na een trauma), myalgie, intercostale neuralgie, intercostaal syndroom, costochondritis, syndroom van Tietze, slipping rib-syndroom. De volgende vormen van pathologie rond het sternum kan men vermoedelijk klinisch onderscheiden.

16.7.1 Costochondritis

Costochondritis is een vrij veel voorkomende aandoening die wordt gekenmerkt door stekende pijn rond de costochondrale overgang van de ribben. Meestal betreft het rib 4, 5 of 6, maar de aandoening kan voorkomen in alle costochondrale overgangen.[2] De aangedane locatie is gewoonlijk – maar niet altijd – drukpijnlijk. De pijn wordt erger bij activiteit van het bovenlichaam of bij de borstademhaling. Patiënten zijn dan ook tijdens een pijnaanval geneigd om heel stil te blijven zitten of liggen en oppervlakkig diafragmaal te ademen. Bewegingen van de thorax en ook bewegingen en belasting van de ipsilaterale arm kunnen pijn provoceren.[3] Patiënten zijn vaak bang dat er sprake is van een hartaanval.[3] De aandoening kan weken tot maanden voortduren. Vooral bij adolescenten kan de aandoening erg lang duren. Bij de meeste overige patiënten is de pijn na een jaar verdwenen.[3]

Hoewel de term costochondritis een inflammatoir proces suggereert, zijn er geen symptomen van zwelling, roodheid of warmte. De exacte oorzaak van de aandoening is niet bekend.

16.7.2 Syndroom van Tietze

Het syndroom van Tietze betreft een echte ontsteking op dezelfde rib-kraakbeen-overgang als de costochondritis. Bij het syndroom van Tietze is er echter – in tegenstelling tot de costochondritis – *wel* sprake van symptomen van ontsteking. Oorzaak van de ontsteking kan reumatisch of infectieus van aard zijn. In zeldzame gevallen is er sprake van andere aandoeningen, zoals tumoren.[4,5] Meestal betreft het een van de eerste drie ribben.

> In een vergelijkend onderzoek onderzochten Rovetta et al. (2009)[6] het effect van rekoefeningen bij een groep patiënten met pijn op de costosternale overgang. Bij de groep die rekoefeningen deed, verminderde de pijn in sterkere mate dan bij de controlegroep. De onderzoekers concludeerden dat rekoefeningen meer kans boden op resultaat dan NSAID's of injecties met anesthetica en/of corticosteroïden.

16.7.3 Slipping rib-syndroom

Een fenomeen dat lijkt op een costochondritis is het slipping rib-syndroom; dit betreft een probleem van de anterieure zijde van de onderste ribbenboog: door plotselinge standsverandering van een rib wordt de aangrenzende intercostale zenuw geïrriteerd. De 'hooking'-manoeuvre (◘ figuur 16.1) kan deze aandoening aantonen: hierbij haakt de onderzoeker – bij de liggende patiënt – met een of meer vingers

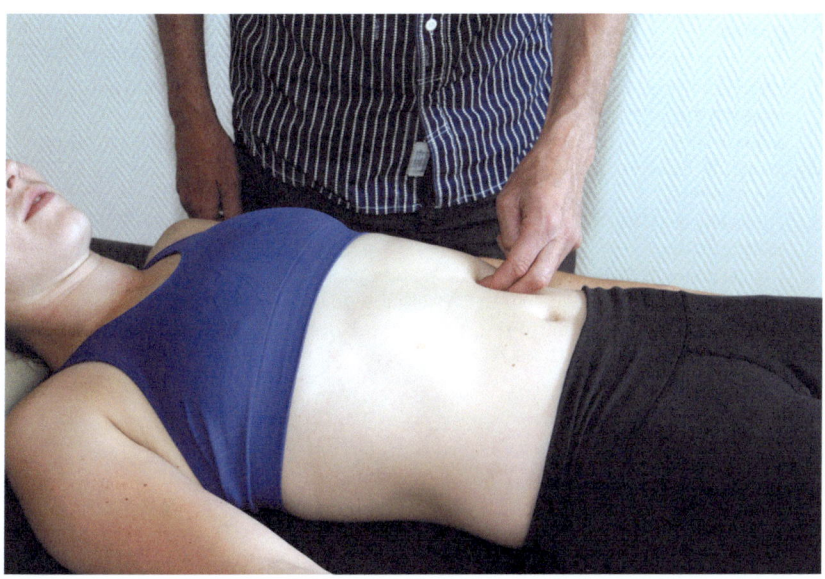

◘ **Figuur 16.1** De 'hooking'-manoeuvre: de onderzoeker haakt bij de liggende patiënt met een of meer vingers onder de onderste ribbenboog en trekt de onderste rib naar ventraal. De test is positief als de patiënt een herkenbare, pijnlijke 'klik' voelt.

onder de onderste ribbenboog en trekt de onderste rib naar ventraal. De test is positief als een voor de patiënt herkenbare pijnlijke 'klik' wordt gevoeld.

16.7.4 Artritis van het articulatio manubriosternalis

Tussen het manubrium sterni en het corpus sterni bevindt zich fibrocartilagineus weefsel. Een deel van dit weefsel kan een synoviale gewrichtsholte bevatten. Hier kan een synoviale artritis ontstaan: dit veroorzaakt pijn tijdens diep inademen, hoesten en niezen. Inspanning en sport provoceren daardoor vaak pijn. Differentiaaldiagnostisch dient angina pectoris dan ook te worden uitgesloten.

Het manubriosternale gewricht is vrij vaak aangedaan bij reumatische aandoeningen, zoals reumatoïde artritis, ziekte van Bechterew, ziekte van Reiter en artritis psoriatica. Soms is er echter sprake van een idiopathische artritis.

De aandoening komt bij vrouwen vaker voor dan bij mannen. Voorkeursleeftijd is tussen 20 en 45 jaar.

Reumatische aandoeningen

16.7.5 Hart- of longaandoeningen

Bij kinderen en jongvolwassenen zonder symptomen van cardiorespiratoire aandoeningen is anamnese, klinisch onderzoek en palpatie meestal voldoende voor een betrouwbare diagnose. Bij mensen ouder dan 35 jaar met risico op hart- of longaandoeningen dient men veel voorzichtiger te zijn. Eventuele cardiorespiratoire aandoeningen moeten dan eerst uitgesloten worden.

Literatuur

1. Weert HCPM van, Bär FWHM, Grundmeijer HGLM. Pijn op de borst. Huisarts en wetenschap. Mei 2002. Pagina 259.
2. Jindal A, Singhi S. Acute chest pain. Indian J Pediatr. 2011 Oct;78(10):1262-7. Epub 2011 May 4.
3. Pantell RH, Goodman BW Jr. Adolescent chest pain: a prospective study. Pediatrics. 1983 Jun;71(6):881-7.
4. Proulx AM, Zryd TW. Costochondritis: diagnosis and treatment. Am Fam Physician. 2009 Sep 15;80(6):617-20.
5. Hoogendoorn RJ, Brinkman JM, Visser OJ, Paul MA, Wuisman PI. [Sternal pain: not always harmless]. Ned Tijdschr Geneeskd. 2004 Dec 11;148(50):2469-74.
6. Rovetta G, Sessarego P, Monteforte P. Stretching exercises for costochondritis pain. G Ital Med Lav Ergon. 2009 Apr-Jun;31(2):169-71.

Al weken bestaande pijn in de rechterschouder bij een 45- jarige man

Julius Janssen

> Geleidelijk ontstond een vage pijn in de rechterschouder bij een 45-jarige man. Nooit eerder had hij dergelijke klachten gehad. Naast de schouderpijn voelde hij ook enige pijn in het bovenste deel van de thorax, rond de oksel, aan dezelfde zijde. Toen na vier weken de situatie niet verbeterde, maar eerder slechter werd, besloot hij de huisarts te bezoeken voor een consult.
> De man was tot zijn 37ste jaar fervent roker.

- Status praesens

De patiënt heeft pijn rond de schouder en het bovenste deel van de thorax rechts. De pijn is in rust voelbaar en lijkt niet duidelijk geprovoceerd te worden tijdens armbewegingen.

17.1 Inspectie en functieonderzoek

Inspectie en functieonderzoek van de schouder tonen geen enkele afwijking. De mobiliteit van het schoudergewricht is normaal en de bewegingen provoceren geen herkenbare pijn.

17.2 Interpretatie

Schouderpijn in rust kan wijzen op inflammatie of (zeldzaam) een tumoraal proces. Inflammatie rond het schoudergewricht kan verschillende weefsels treffen, zoals het gewrichtskapsel (artritis), de slijmbeurs (bursitis), of periarticulaire pezen (tendinitis). Bij al deze aandoeningen kan men echter pijn en/of bewegingsbeperkingen verwachten tijdens het bewegingsonderzoek van de schouder. Uitzondering vormt een spontane inflammatie van de plexus brachialis ofwel neuralgische amyotrofie.[1] Hierbij wordt echter in eerste instantie hevige pijn gevoeld in rust (VAS > 7), na enkele dagen of weken gevolgd door een parese van een of meer arm- en/of handspieren. Bij deze patiënt echter was er eerder sprake van een geleidelijk ontstane en minder hevige pijn dan bij een neuralgische amyotrofie verwacht kan worden.

De pijn in rust, het negatieve schouderonderzoek en pijn rond de oksel, plus het feit dat de patiënt vroeger veel gerookt heeft, kunnen wijzen op een maligne proces. De huisarts besluit dan ook een röntgenfoto van de thorax te laten maken.

17.3 Aanvullend onderzoek

De thoraxfoto toont een vage, niet scherp omschreven verdichting in de top van de rechterlong (◯ figuur 17.1). Hierop wordt de patiënt verwezen naar de longarts.

---

[1] Neuralgische amyotrofie wordt uitgebreid besproken in eerdere uitgaven van Orthopedische Casuïstiek: Onderzoek en behandeling van de schouder en Valkuilen in de orthopedische diagnostiek.

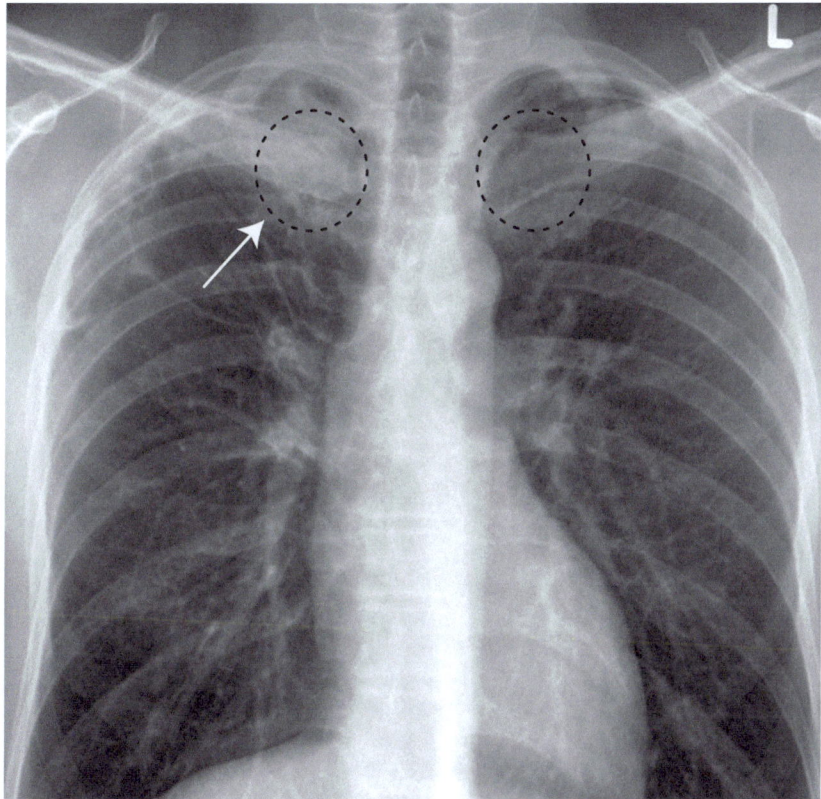

◘ **Figuur 17.1** Voor-achterwaartse röntgenfoto van de thorax: een niet scherp omschreven verdichting in de top van de rechterlong (pijl) is zichtbaar. Vergelijk de mate van verdichting binnen de linker- en rechtercirkel met elkaar.

Op verdenking van een maligne tumor maakt de longarts een CT-scan van de thorax: deze geeft bevestiging van wat op de thoraxfoto al verdacht was: een tumor in de rechterlongtop, een zogenaamde pancoasttumor (◘ figuur 17.2 en ◘ figuur 17.3).

Diagnose		
Pancoasttumor in de rechterlongtop.		

17.4 Therapie

Na een voorbehandeling met chemotherapie en radiotherapie, wordt de tumor operatief verwijderd.

17.5 Follow-up

Drie jaar na dato is de patiënt nog steeds in goede conditie.

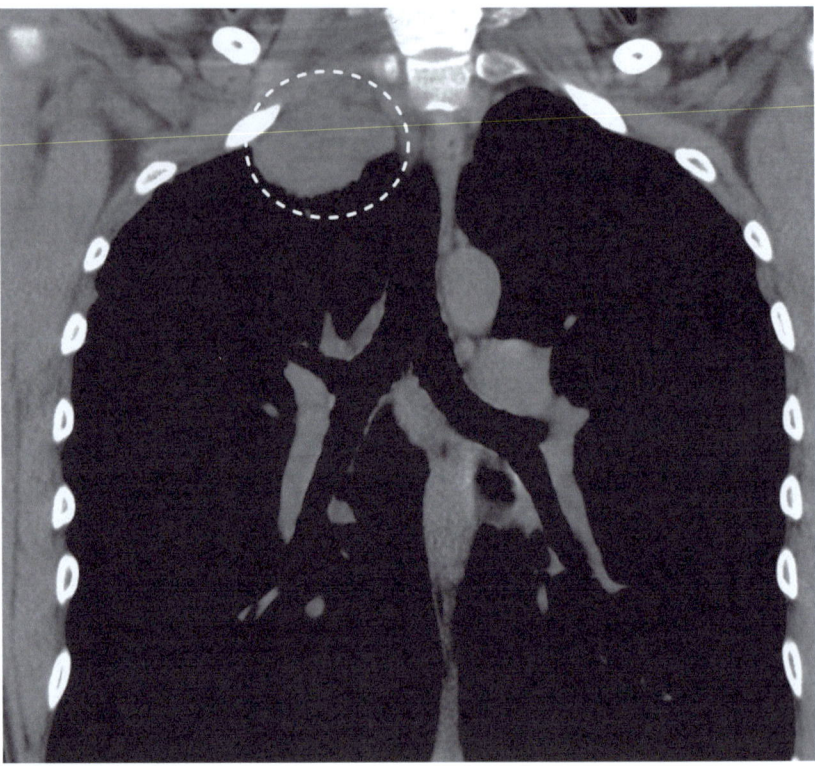

Figuur 17.2 CT-scan van de thorax, frontale doorsnede. De tumor is zichtbaar in de rechterlongtop (cirkel).

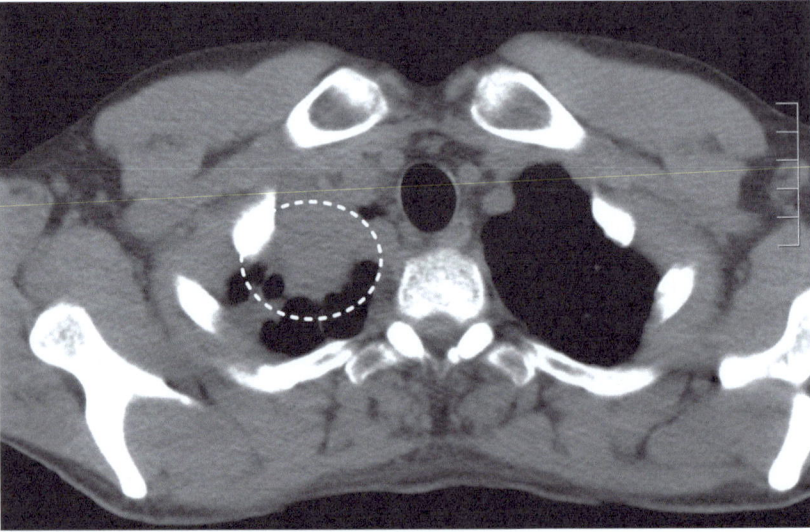

Figuur 17.3 CT-scan: transversale doorsnede van de longtoppen. In de rechterlongtop, links afgebeeld (cirkel) is een tumor zichtbaar.

17.6 Bespreking

De pancoasttumor[2] is een vrij zeldzame vorm van longkanker. Omdat het proces in de top van de long zit, kan er druk door, of ingroei van de tumor ontstaan in de omliggende structuren: de plexus brachialis, de hoge thoracale wervels en/of de eerste drie ribben.

Symptomatologie

De klachten waarmee een patiënt zich presenteert, zijn vaak: pijn in de schouder die kan uitstralen naar de rug, in de oksel of naar de arm. Meestal betreft het de ulnaire zijde van de arm: dat komt doordat als eerste de onderzijde van de plexus is aangedaan.

Niet zelden wordt de patiënt eerst behandeld voor artritis of bursitis van het schoudergewricht, en door de huisarts doorverwezen naar de orthopeed of fysiotherapeut. Bij uitval van een deel van de nervus brachialis door ingroei van de tumor kan (partiële) parese en atrofie van een deel van de handmusculatuur ontstaan.

Een opvallend fenomeen is het syndroom van Horner[3], dat hierbij kan optreden. Het syndroom van Horner bestaat uit een afhangend bovenste ooglid aan de aangedane zijde (ptosis), een verkleinde pupil (myosis) en droogte van de huid aan de aangedane zijde van het gelaat door verminderde zweetproductie (anhydrosis). Het syndroom van Horner ontstaat door ingroei van de tumor in de autonome zenuwvoorziening.

---

2 Henry Khunrath Pancoast (1875-1939) was een röntgenoloog uit Philadelphia.
3 Johann Friedrich Horner (1831-1886) was een oogarts te Zürich.

Een patiënt met thoracale pijn die toeneemt bij diep ademen, lachen en niezen

Philippe Van Elsen en Koos van Nugteren

> Een negentienjarige jongeman bezocht mijn spreekuur wegens linkszijdige thoracale pijn sinds de vorige avond. Er was geen trauma in de voorgeschiedenis. De pijn was geleidelijk opgekomen en nam toe bij diep ademen, lachen en niezen. Hij sprak aanvankelijk niet over kortademigheid, maar bij navraag bleek dat hij bij trapoplopen iets meer buiten adem was dan normaal.
> De pijn was niet zeer hevig. Hij hoestte niet. Hij had de indruk dat de pijn verergerde bij bepaalde bewegingen, zoals draaiing van de thorax en tillen van gewichten. De jongeman rookt. De pijn deed hem denken aan de pijn die hij ongeveer anderhalf jaar geleden al eens had en die toen werd gediagnosticeerd als intercostale neuralgie. De anamnese doet mij inderdaad denken aan intercostale neuralgie, maar differentiaaldiagnostisch houd ik – gezien de kortademigheid – rekening met een pneumothorax, hoewel mij dat zeer onwaarschijnlijk lijkt.

18.1 Inspectie

Geen bijzonderheden.

18.2 Palpatie

Geen pijn bij voor-achterwaartse en laterale druk op de thorax.
Geen lokale drukpijn intercostaal of op de ribben.

18.3 Functieonderzoek

- Lichte pijn bij diep ademen.
- Lichte pijn bij rotatie van de thoracale wervelkolom, zowel naar links als naar rechts.
- Praktisch afwezig vesiculair[1] ademgeruis links.

18.4 Interpretatie

Het laatste hiervoor genoemde verschijnsel overtuigt mij nu meer van een spontane pneumothorax (figuur 18.1 en figuur 18.2). Louter anamnestisch had ik dit als de minst waarschijnlijke diagnose beschouwd.

18.5 Aanvullend onderzoek

Ik verwijs de patiënt met spoed voor röntgenonderzoek van de thorax, waarbij inderdaad een volledige pneumothorax links zichtbaar is.

---

[1] Vesicula = holte. Vesiculair ademgeruis; het normale ademgeruis dat met de stethoscoop hoorbaar is bij in- en uitademen.

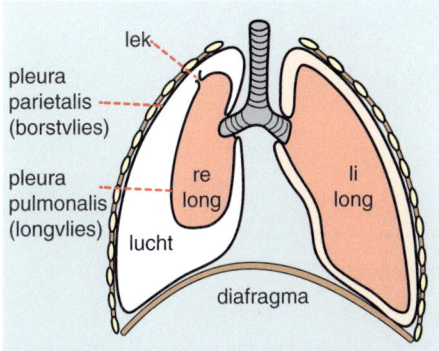

◘ **Figuur 18.1** Illustratie van een rechtszijdige pneumothorax. Vooraanzicht.

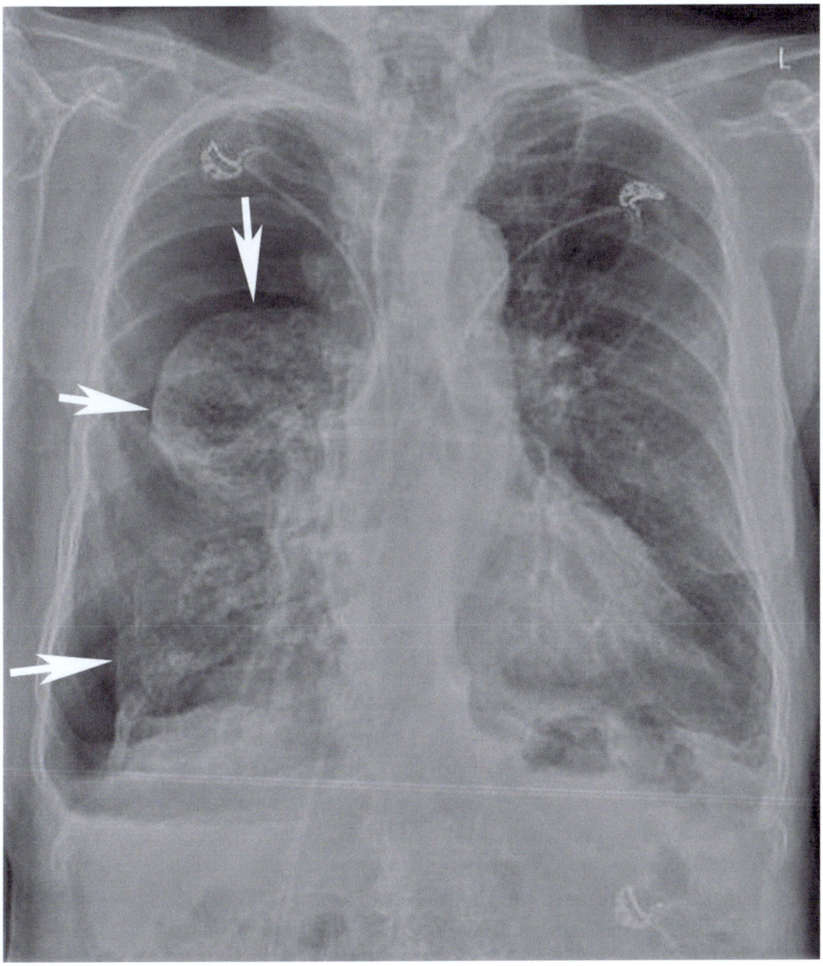

◘ **Figuur 18.2** Voorbeeld van een rechtszijdige pneumothorax bij een (andere) oudere patiënt met COPD. De rechterlong ligt aan de boven- en laterale zijde los van de thoraxwand. De klokvormige thorax en de afgeplatte diaphragmata passen bij COPD (zie ▶ H. 19).

Diagnose		
Pneumothorax links.		

18.6 Therapie

De patiënt krijgt een thoraxdrain.[2]

> Deze patiënt werd ruim elf jaar geleden behandeld. Toen was een thoraxdrain nog een veel toegepaste therapievorm. Tegenwoordig gebruikt men ter behandeling van een pneumothorax meestal een holle naald of een dun slangetje waarmee lucht uit de thoraxholte wordt gezogen. Gewoonlijk kan de patiënt dan – anders dan hier beschreven wordt – dezelfde dag nog het ziekenhuis verlaten.

18.7 Follow-up

Na vijf dagen kan de patiënt het ziekenhuis verlaten met twee maanden verbod van pers- en tilmanoeuvres en – uiteraard – een rookverbod. Zes dagen later krijgt hij ongeveer dezelfde symptomen, maar minder ernstig. Hij presenteert zich opnieuw bij de afdeling spoedgevallen, waar blijkt dat het gaat om een klein recidief van de eerdere pneumothorax. Er wordt deze keer geen interventie gepleegd. Als er opnieuw een recidief optreedt, kan een thoracoscopische pleurodese met talk[3] worden verricht of een chirurgische pleurectomie. Beide behandelingen zijn bedoeld om de pleurabladen te laten verkleven.

Langetermijn-follow-up

In de daaropvolgende elf jaar treedt bij deze patiënt nog vier keer een recidief op! Uiteindelijk wordt besloten tot een thoracotomie met pleurectomie.

18.8 Bespreking

Primaire pneumothorax

Bij een pneumothorax is er sprake van lucht in de pleuraholte. De hier beschreven *spontane* ofwel *primaire* pneumothorax wordt vooral gezien bij adolescenten en jongvolwassenen (15-40 jaar). Meestal betreft het rokers. De intrapleurale lucht is gewoonlijk afkomstig uit de longen. Als een abnormaal groot longblaasje (een bulla) barst, kan dat een open verbinding veroorzaken tussen de lucht in de long en de pleuraholte. Door de elasticiteit van de long zal deze zich verkleinen; de normale functie van de long gaat hiermee verloren.

Secundaire pneumothorax

Bij een *secundaire* pneumothorax is er een duidelijke oorzaak aan te wijzen voor het lek in de long. Er zijn allerlei oorzaken voor een niet-spontane, secundaire

---

2 Met een thoraxdrain kan zowel vocht als lucht worden verwijderd uit de pleuraholte.
3 Bij een thoracoscopie wordt de pleuraholte zichtbaar gemaakt met een thoracoscoop. Bij een pleurodese met talk wordt een steriele ontsteking van de pleurabladen opgewekt wat leidt tot verkleving van de pleurabladen en het afdichten van de pleuraholte.

pneumothorax. Meestal betreft het een onderliggende longaandoening, zoals COPD (zie ▶ H. 19). Sporadisch is een secundaire pneumothorax iatrogeen of traumatisch. Soms vult de pleuraholte zich niet met lucht maar met bloed of vocht; men spreekt dan achtereenvolgens van een hemothorax of een hydrothorax.

De symptomen van een pneumothorax zijn onder andere: unilaterale pijn bij ademen en dyspneu (kortademigheid). In ernstige gevallen kan cyanose optreden. Vaak ontstaat het gevoel dat men niet volledig kan in- en uitademen. In lichte gevallen kan een pneumothorax echter vrijwel symptoomloos bestaan.

Bij een kleine pneumothorax kan spontane resorptie van de lucht worden afgewacht. Als de long voor meer dan 40% is gecollabeerd, wordt gewoonlijk met een naald of dun slangetje lucht afgezogen. Na afzuigen van de lucht uit de pleuraholte ontplooit de samengevallen long zich weer geleidelijk. Bij pleurodese wordt met bijvoorbeeld talk een steriele ontsteking van de pleurabladen bewerkstelligd, waardoor zij met elkaar verkleven.[1]

Deze patiënt had, ondanks de volledige pneumothorax links, naar verhouding zeer weinig pijn en vertoonde bijna geen kortademigheid. Het klinisch onderzoek overtuigde mij hier van een andere diagnose dan anamnestisch was vermoed. In dit geval blijkt nog eens het belang van een uitgebreide anamnese en functieonderzoek.

Een pneumothorax is vaak het gevolg van een onderliggende longziekte: niet zelden betreft het COPD, een aandoening die frequent gezien wordt bij rokers: tien tot twintig procent van de rokers krijgt COPD. ▶ H. 19 gaat uitgebreid in op deze veelvoorkomende en ernstige aandoening.

Symptomen

Therapie

COPD

Literatuur

1. Pinkhof geneeskundig woordenboek. Elfde herziene en uitgebreide druk. Bohn Stafleu van Loghum. Houten, 2006.

Addendum: COPD

Koos van Nugteren en Julius Janssen

19.1 Inleiding

COPD staat voor *chronic obstructive pulmonary disease* ofwel chronische obstructieve longziekte. Hierbij is er sprake van een luchtwegobstructie als gevolg van abnormale ontstekingsreacties na blootstelling van de long aan min of meer toxische stoffen zoals sigarettenrook. De luchtwegobstructie is grotendeels irreversibel. Naast obstructie van de luchtwegen valt ook destructie van de longblaasjes (alveoli) onder COPD. Deze aandoening werd vroeger longemfyseem genoemd. Behalve destructie van de alveoli treedt hierbij ook verlies van de elasticiteit van de long op. Toediening van medicatie die de bronchiën verwijdt, heeft hooguit een geringe invloed op de luchtwegvernauwing. Dit in tegenstelling tot astma, een aandoening waarbij de luchtwegobstructie omkeerbaar is. Bij astma is er sprake van een terugkerend spasme van gladde spiercellen van de luchtwegen. Medicijnen zoals bronchusverwijders helpen daarbij *wel*. Astma valt dan ook niet onder COPD.

Astma

CARA

> Vroeger werd de afkorting CARA gebruikt. Die stond voor *chronische aspecifieke respiratoire aandoeningen*. CARA was een meer algemene term voor chronische aandoeningen van de luchtwegen. Astma viel hier wel onder.

19.2 Etiologie

Bij COPD is er een abnormale inflammatie van luchtwegen (bronchiën) en longweefsel als reactie op vreemde deeltjes zoals sigarettenrook. Zeventig procent van de sterfgevallen door COPD is het gevolg van roken. Andere vormen van fijnstof zijn eveneens een risico, bijvoorbeeld meel, mist, kookwalm en roetdeeltjes. De obstructie bij COPD veroorzaakt vooral moeite met uitademen. Hierdoor blijft er te veel lucht in de longen achter. Dit wordt ook wel *airtrapping* genoemd. Als alveolaire structuren permanent beschadigd raken, verdwijnt de elasticiteit in het longweefsel. Uitademing wordt dan moeilijker, omdat de elastische retractiekracht van het longweefsel afneemt en de kleinere luchtwegen dichtgedrukt worden door de verhoogde intrathoracale druk bij uitademing. Bij toename van intrathoracale (alveolaire) druk is het niet meer mogelijk om de uitademingssnelheid te verhogen (expiratoire flowlimitatie). De thorax komt in een 'inademingstand' (hyperinflatie): deze situatie treedt eerst op bij inspanning, maar bij verergering van het emfyseem ook in rust.[1] Bij emfyseem wordt de totale longinhoud groter, maar de functionele longinhoud minder. De vitale capaciteit is bij COPD-patiënten dus duidelijk minder dan normaal het geval is. De mate van emfyseem en bronchitis kan individueel sterk verschillen. Daarom kunnen ook de klinische verschijnselen bij COPD-patiënten onderling sterk verschillen, afhankelijk van de bijdrage van chronische bronchitis en emfyseem bij een individuele patiënt.[1] Beide vormen kunnen zuurstoftekort in het bloed bij inspanning veroorzaken. De patiënt ervaart dit als kortademigheid. De kwaliteit van leven neemt hierdoor af. Naast conditieverlies is er ook vaak sprake van angst, depressie of sociaal isolement omdat de patiënt nauwelijks nog naar buiten durft.

---

1 Emfysaein = inblazen, opblazen (Grieks).

> Bij 10 tot 20% van de rokers ontstaat COPD. Hoe langer en hoe meer men gerookt heeft, hoe groter de kans op COPD. Bij ongeveer 15% van de patiënten met COPD heeft – naast het roken – ook contact met fijnstof (verkeer, zware industrie, luchtvervuiling) invloed. De vatbaarheid voor sigarettenrook is voor een deel erfelijk bepaald.[1] Het is niet zo, dat iemand wel of niet vatbaar is. Men kan licht, matig of sterk vatbaar zijn. Er is dus sprake van een 'traploze' mate van vatbaarheid. Hoe vatbaarder, hoe sterker de COPD zich zal ontwikkelen.[3]
>
> Mensen die niet blootgesteld worden aan fijnstof, ontwikkelen zelden COPD.

19.3 Symptomatologie

De diagnose COPD wordt waarschijnlijker bij (GOLD-criteria[2]):
- kortademigheid die:
  - progressief is,
  - erger wordt bij inspanning,
  - iedere dag aanwezig is,
  - door de patiënt wordt beschreven als: 'meer moeite met ademhalen', 'zwaar ademhalen' en 'snakken naar lucht';
- chronisch hoesten of kriebelhoest;
- chronische sputumproductie;
- geschiedenis van blootstelling aan rook van sigaretten, stookolie of anderszins, chemicaliën, fijnstof.

Bij een of meer van deze bevindingen is een longfunctieonderzoek (spirometrie) nodig.

Kenmerkend voor COPD is het langzaam progressieve verloop. De aandoening ontstaat meestal in maanden tot jaren. Dit in tegenstelling tot veel andere longaandoeningen als pneumothorax, longoedeem, longembolie, acuut astma en hyperventilatie.

19.3.1 Spirometrie (▶ bijlage III)

Het specifieke kenmerk bij COPD is de moeilijke, vertraagde uitademing. De mate van vertraging van de ademhaling kan men eenvoudig meten met een spirometer (◘ figuur 19.1). Dit gebeurt door een patiënt te vragen om zo snel mogelijk en zo veel mogelijk lucht uit te blazen vanuit maximale inspiratie. Het gemeten volume dat de patiënt in één seconde uitblaast, wordt FEV1 genoemd, *forced expiration volume 1 second*. Het FEV1 kan worden vergeleken met het totale volume dat de patiënt vanuit maximale inspiratie kan uitademen (dus niet binnen één seconde). Deze waarde wordt FVC genoemd, *forced ventilatory capacity* of geforceerde vitale capaciteit. Bij een gezonde volwassen jongeman bedraagt de FVC ongeveer 4,8 liter.

---

2 GOLD = global initiative for chronic obstructive lung disease.

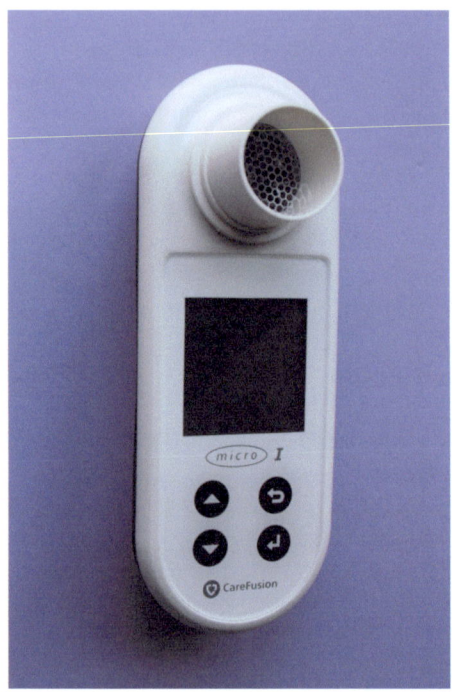

◘ **Figuur 19.1**   Eenvoudige spirometer.

Tiffeneau-index

Als er grote verschillen bestaan tussen de maximale uitademing in 1 seconde en de maximale uitademing in totaliteit, moet er sprake zijn van obstructie. De verhouding tussen de twee waarden noemt men de tiffeneau-index.[3]

$$\text{tiffeneau-index} = \text{FEV1}/\text{FVC}$$

Een tiffeneau-index van 1 (100%) betekent dat alle lucht die de patiënt kan uitademen, in één seconde kan worden uitgeblazen. Dit lukt bij volwassenen normaliter niet (◘ figuur 19.3).

Bij een tiffeneau-index van 0,5 (50%) kan de patiënt de helft van alle lucht die hij kan uitademen, in 1 seconde uitblazen.

Normale waarden voor de tiffeneau-index zijn: 0,8 voor jongvolwassenen tot 0,7 voor ouderen > 60 jaar.

COPD

Er is sprake van COPD als de tiffeneau-index kleiner is dan 0,7 (70%), ook als men de meting verricht na toediening van een bronchodilatator. Als na toediening van de dilatator de tiffeneau-index duidelijk verbetert (meer dan 12% van de uitgangswaarde en minimaal 200 ml), dan is er vermoedelijk (tevens) sprake van astma.

De *ernst* van de COPD wordt geclassificeerd aan de hand van de FEV1. De FEV1 is mede afhankelijk van leeftijd en lichaamslengte, en er zijn etnische verschillen. Men zal de FEV1 vergelijken met gemiddelde ('voorspelde') waarde van gezonde mensen met dezelfde leeftijd en lichaamslengte en van hetzelfde ras.

---

3   Robert Tiffeneau was arts te Parijs in de twintigste eeuw.

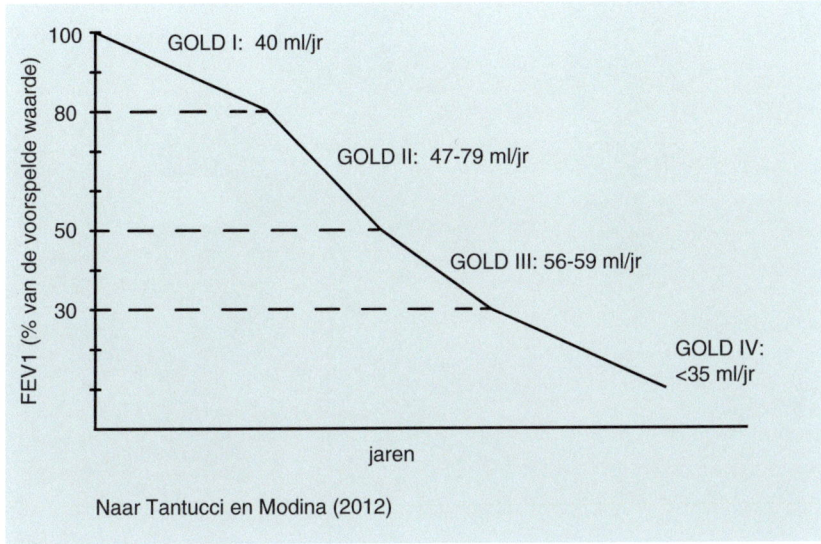

◘ **Figuur 19.2** Gemiddelde afname van FEV1 bij een grote groep COPD-patiënten. Het is van belang om al in het stadium GOLD II therapeutische maatregelen te nemen, omdat de FEV1 in deze periode het snelst afneemt.[4]

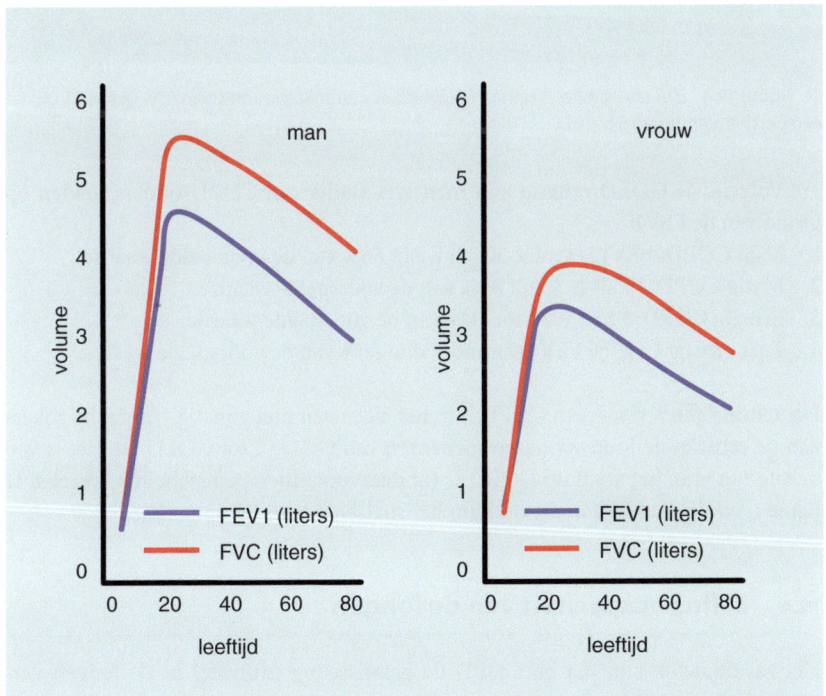

◘ **Figuur 19.3** Naar Stanojevic et al. (2008)[2] De normaalwaarden van FEV1 en FVC zijn onder andere gerelateerd aan de leeftijd. Na het bereiken van de volwassen leeftijd nemen FEV1 en FVC beide – in absolute zin – ongeveer even snel af. Procentueel neemt de FEV1 iets sneller af dan de FVC: bij jongvolwassenen is de FEV1 circa 20% lager dan de FVC. Bij ouderen kan dit percentage toenemen tot circa 30%.

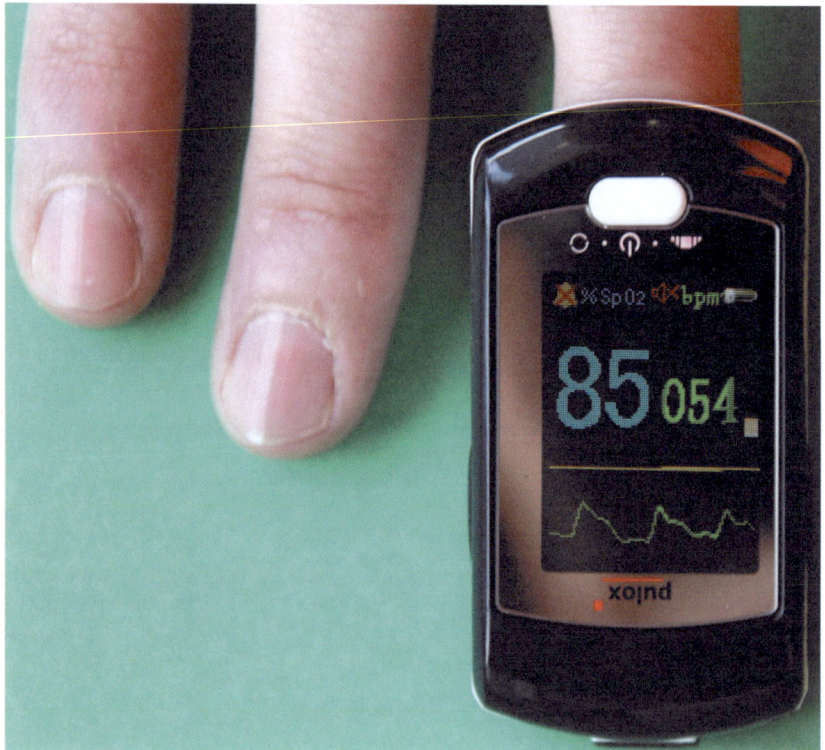

Figuur 19.4 Zuurstofsaturatiemeter. Hier wordt een zuurstofsaturatie van 85% getoond, bij een hartfrequentie van 54.

Volgens de GOLD-criteria kan men vier stadia van COPD onderscheiden op grond van de FEV1:
1. Mild COPD: FEV1 is groter of gelijk aan 80% van de voorspelde waarde.
2. Matig COPD: FEV1 is 50 tot 80% van de voorspelde waarde.
3. Ernstig COPD: FEV1 is 30 tot 50% van de voorspelde waarde.
4. Zeer ernstig COPD: FEV1 is minder dan 30% van de voorspelde waarde.

Het natuurlijke verloop van COPD is in het algemeen niet gunstig. Vooral bij rokers kan de ernst in de loop van jaren toenemen van GOLD I tot GOLD IV. Het is van belang om al in het stadium GOLD II (of daarvoor) therapeutische maatregelen te nemen, omdat de FEV1 in dit stadium het snelst afneemt (figuur 19.2).[4]

19.4 Diffusiecapaciteit van de longen

Het zal duidelijk zijn dat bij COPD de gaswisseling (diffusie) in de longen verstoord kan raken. Men kan dit onder andere meten met een zuurstofsaturatiemeter (figuur 19.4).

De meting wordt gedaan tijdens een maximale inspanningstest; dit kan op een hometrainer of tijdens een zesminutenlooptest (zo snel mogelijk wandelen gedurende zes minuten). Bij een daling van de zuurstofsaturatie van 4% of meer, spreekt men al van een gestoorde gaswisseling.

19.5 Thoraxhoogstand

Bij emfyseem blijft er te veel lucht in de longen achter, ook na uitademing (hyperinflatie). Deze lucht (het residuvolume) doet niet mee met de ademhalingscyclus. Het diafragma blijft hierbij in een relatieve inademingstand staan. Dat betekent dat een inhalatie in veel grotere mate wordt geïnitieerd door een borstademhaling. De thorax komt daarbij hoger te staan dan normaal (inspiratiestand: ◘ figuur 19.5). Bij inspectie is dit gewoonlijk goed zichtbaar ('tonthorax').

19.6 Het hart

Bij gezonde mensen die zich tijdens duursport maximaal inspannen, vormt de maximale hartfrequentie uiteindelijk de beperkende factor. Men kan op een bepaald moment niet meer beter presteren omdat het hart niet meer bloed kan rondpompen. Echter, bij COPD-patiënten met een gezond hart is vanaf GOLD-klasse II de ademhaling de beperkende factor.

COPD-patiënten hebben echter vaak ook cardiale problemen.

Een belangrijke complicatie bij COPD is de rechts-decompensatio cordis (rechter hartfalen). De bloedvaten in de longen laten minder bloed door. Het rechterventrikel van het hart moet dus harder pompen om het bloed door de longen te krijgen. Hierbij ontstaat verhoogde druk in de longslagader (pulmonale hypertensie) en een hypertrofie van het rechterventrikel Aangeraden wordt om – in geval van rechter hartfalen – een maximale inspanningstest met oximetrie[4] in een hiervoor gespecialiseerd centrum te laten uitvoeren alvorens hoog gedoseerde duurtraining te geven.

Hartfalen

Andere complicaties – naast hartfalen – zijn: longcarcinoom en pneumonie. De helft van de patiënten met een GOLD IV sterft aan deze complicaties binnen vijf jaar.

Andere complicaties

Een willekeurig persoon kan maximaal circa 37,5 keer per minuut diep ademhalen. Men kan dan ongeveer 37,5 × FEV1 aan volume lucht maximaal per minuut ventileren. Men noemt dit de *maximaal vrijwillige ventilatie* (MVV).

Maximaal ventilatievermogen

$$MVV = 37,5 \times FEV1 \text{ per minuut}$$

De MVV is onder andere afhankelijk van leeftijd.

Gezonde mensen zullen *bij maximale inspanning* ongeveer 70% van de voorspelde maximaal vrijwillige ventilatie nodig hebben. Dit volume wordt VEmax (ventilatie bij maximale inspanning) genoemd. De hartfrequentie is op dat moment maximaal en vormt dus de beperkende factor voor nog grotere prestaties van het lichaam. Gezonde mensen hebben bij maximale inspanning dus nog een ventilatoire reserve van 30%.

COPD-patiënten hebben die reserve nodig om te presteren. Zij zullen bij maximale inspanning meer dan 70% van de voorspelde maximale vrijwillige ventilatie gebruiken. De VEmax is dan groter dan 70% van de MVV. Vanaf

---

4 Oximetrie = meting van het zuurstofgehalte.

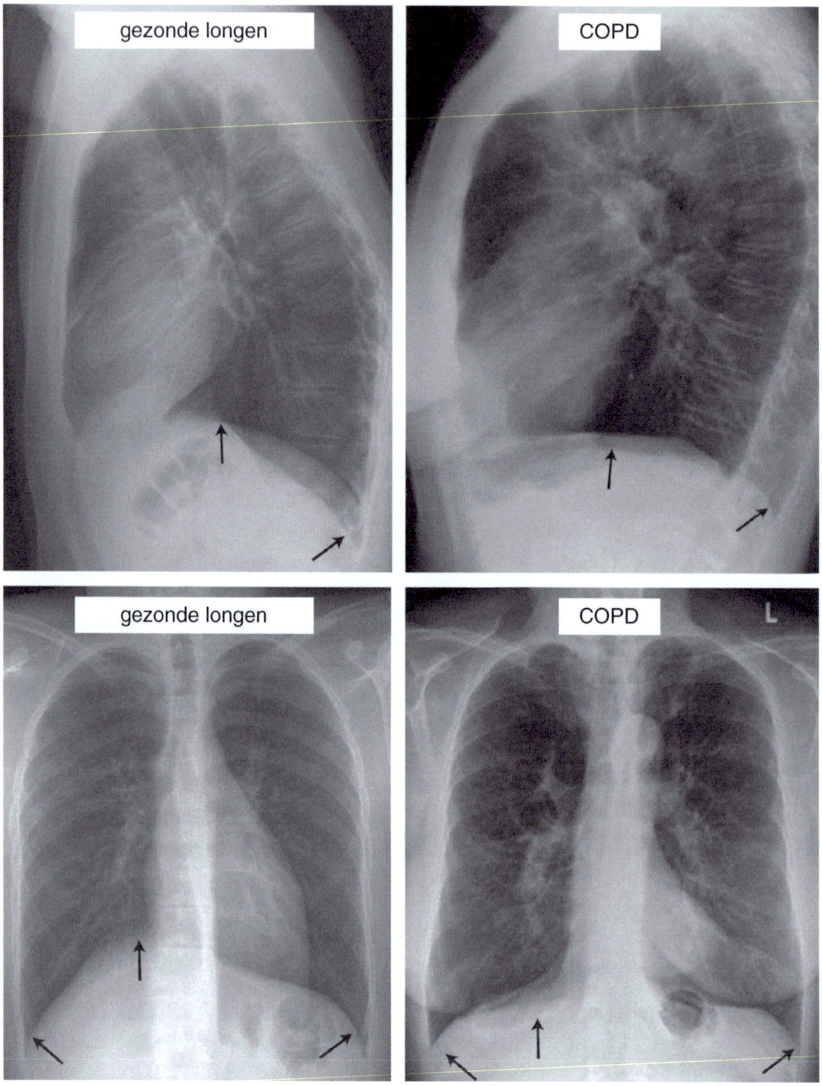

Figuur 19.5 Thoraxfoto's van een persoon met gezonde longen (links) en van een patiënt met ernstig COPD (rechts); laterale opnamen (boven) en voor-achterwaartse opnamen (onder). De opnamen van de COPD-patiënt laten de volgende kenmerken zien:
– Een klokvormige thorax met een vergroot volume.
– Het middenrif (diafragma) staat beiderzijds laag en is horizontaal afgevlakt (pijlen).
– Op de laterale opname is de voor-achterwaartse diameter te groot, wat evenals bovenstaande punten past bij een vergroot intrathoracaal gasvolume (hyperinflatie).

> GOLD-klasse II is zelfs – eigenlijk – meer dan 100% nodig. De longen kunnen echter nooit meer dan 100% van de MVV leveren. Niet de hartfrequentie maar het ventilatievermogen van de patiënt wordt dan de beperkende factor. De maximale hartfrequentie wordt bij inspanning niet meer bereikt, ervan uitgaande dat het hart nog gezond is.

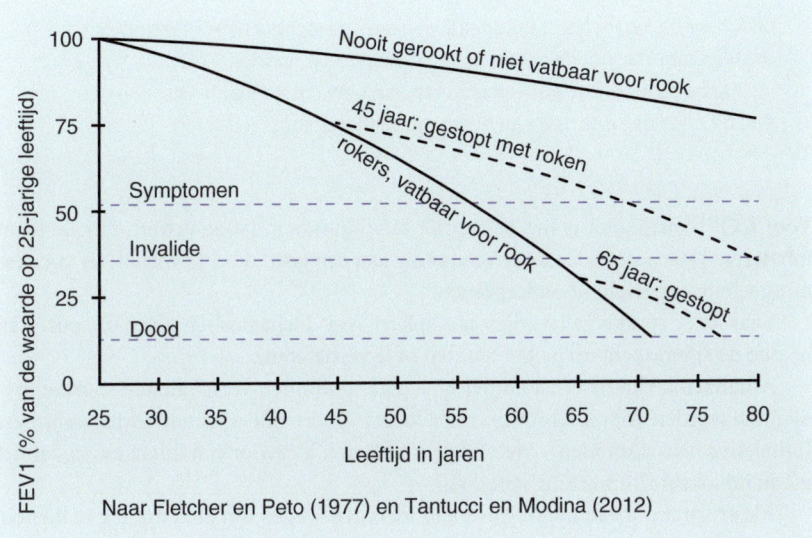

■ **Figuur 19.6** Naar: Fletcher et Peto (1977)[3] en Tantucci et Modina (2012).[4] De grafiek toont de gemiddelde FEV1 bij de onderzochte rokers en niet-rokers in de loop van de jaren. De stippellijnen tonen de FEV1 van mensen die op 45-jarige leeftijd en op 65-jarige leeftijd stoppen met roken: de longfunctie verbetert niet meer, maar de snelheid van achteruitgang is duidelijk minder dan bij hen die blijven roken.

19.7 Therapie

De beste conservatieve therapie (voor rokers) is stoppen met roken. De snelheid van achteruitgang van de longfunctie wordt hiermee duidelijk afgeremd.

De grafiek van ■ figuur 19.6 toont het belang van stoppen met roken: hoewel de longfunctie niet meer verbetert, zal de snelheid van achteruitgang duidelijk minder zijn dan bij hen die blijven roken. Degenen die stoppen, blijven gemiddeld ook langer leven. De longfunctiedaling loopt bij de 'stoppers' min of meer evenwijdig aan de daling bij degenen die nooit gerookt hebben.

Rokers die stoppen, krijgen vaak na verloop van tijd een hoger lichaamsgewicht (zie kader hierna). Het is verstandig hen erop te wijzen dat dit meestal slechts enkele kilo's zijn en dat het voordeel van stoppen met roken veel groter is dan het nadeel dat men soms ervaart van een kleine gewichtstoename. Dieetadviezen worden aangeraden.[5]

Stoppen met roken

> Williamson et al. (1991)[5] volgden 1885 rokers en 768 mensen die gestopt waren met roken. Allen werden bij aanvang van het onderzoek gewogen en nogmaals na ongeveer negen jaar. De mensen die gestopt waren met roken, waren na negen jaar gemiddeld zwaarder dan toen zij nog rookten. Voor vrouwen was de gemiddelde gewichtstoename 3,8 kg en voor mannen 2,8 kg. Grote gewichtstoename (meer dan 13 kg) was vrij zeldzaam (ongeveer 10%).
>
> Opmerkelijk was overigens dat de rokers bij aanvang al gemiddeld minder zwaar waren dan de mensen die nooit gerookt hadden. Na de gewichtstoename

> bij follow-up kwam het gemiddelde lichaamsgewicht van de ex-rokers ongeveer overeen met dat van de mensen die nooit gerookt hadden.
> De negatieve gezondheidseffecten van gewichtstoename zijn veel geringer dan de positieve effecten van het stoppen met roken.

Verontreinigde lucht
Gezonde voeding
Lichaamsbeweging
Medicijnen

Voor COPD-patiënten is het belangrijk te voorkomen dat ze verontreinigde lucht inhaleren. Daarnaast doen ze er verstandig aan een goed dieet te volgen, ter voorkoming van overgewicht of ondergewicht.

Vaak is er sprake van verlies aan spiermassa. Lichaamsbeweging of sport kan helpen de spierkracht op peil te houden of te verbeteren.

Afhankelijk van de ernst en het type patiënt kunnen verschillende soorten medicijnen worden voorgeschreven, zoals luchtwegverwijders en ontstekingsremmers (inhalatiecorticosteroïden). Meestal gebruikt men hiervoor een inhalator, zodat het medicijn lokaal zijn werking kan doen.

Toediening van zuurstof

Als er sprake is van hypoxemie, kan men overwegen om zuurstof toe te dienen. Dit verbetert het zuurstofgehalte in het bloed. Het hart hoeft dan minder hard te pompen en de bloeddruk in de longslagaderen neemt daarbij wat af.

Bij *chronische* hypoxemie, wanneer er ook in rust een te lage zuurstofspanning in het slagaderlijk bloed is, wordt zuurstof permanent gegeven, dat wil zeggen ten minste 16 uur per dag (ter voorkoming van pulmonale hypertensie).

Bij *inspanningsafhankelijke* hypoxemie wordt zuurstof bij inspanning voorgeschreven. De hoeveelheid zuurstof per minuut wordt bepaald door een zuurstoftitratietest bij inspanning.

Fysiotherapie/ kinesitherapie

Fysiotherapie kan worden gegeven als het inspanningsvermogen van de patiënt duidelijk verminderd is: er is sprake van MRC graad 2 of hoger (kader hierna); de patiënt wordt dus kortademig bij bergop lopen. Als FEV1 50 tot 80% van de voorspelde waarde is, kan fysiotherapie in een praktijk of aan huis worden gegeven. Bij een lagere waarde kan multidisciplinaire revalidatie in een gespecialiseerd longcentrum worden overwogen. De keuze voor longrevalidatie in een gespecialiseerd centrum hangt samen met meer factoren dan de longfunctie alleen: immobiliteit van de patiënt, overgewicht of ondergewicht, dieet, al dan niet aanwezig rookgedrag, ziekte-inzicht, en motivatie.

Fysiotherapeutische/kinesitherapeutische behandeling van COPD-patiënten vraagt om specifieke kennis en wordt dan ook gewoonlijk toegepast door therapeuten die zich hierin hebben gespecialiseerd.

> **MRC-schaal**
> De score op de MRC-schaal, ofwel het inspanningsvermogen, wordt bepaald door de patiënt te vragen wanneer kortademigheid optreedt. Hiertoe wordt een multiple choice-lijst aan de patiënt getoond.
> Graad 1: Ik ben nooit kortademig, tenzij bij extreme inspanning.
> Graad 2: Ik ben kortademig als ik bergop moet lopen.
> Graad 3: Ik kan leeftijdsgenoten op vlak terrein niet volgen.
> Graad 4: Ik word kortademig van 100 meter wandelen.
> Graad 5: Ik ben te kortademig om mijn huis te verlaten.

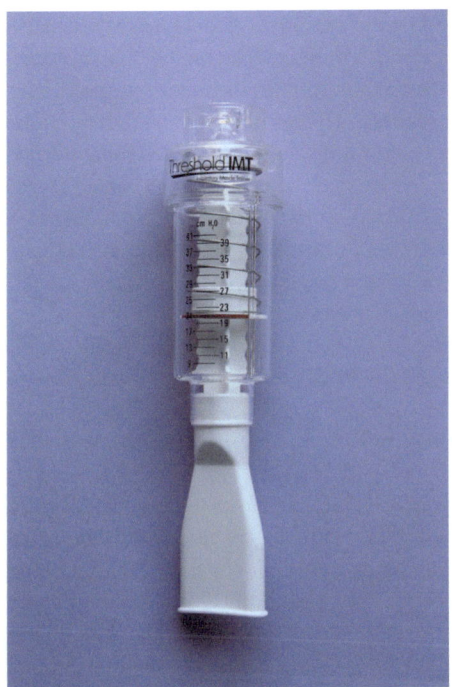

Figuur 19.7 Voor training van verzwakte inhalatiemusculatuur kan een ademweerstandapparaat of thresholdapparaat worden gebruikt.

19.7.1 Fysiotherapie/kinesitherapie

Fysiotherapie/kinesitherapie kan in allerlei vormen worden gegeven:
- Informatie geven over de aandoening. Het belang van stoppen met roken. Enkele dieetadviezen horen daarbij.
- Een actieve leefstijl stimuleren.
- Ademhalingsoefeningen:
  - Pursed lip breathing (PLB): na inademing ademt de patiënt door de mond uit. Hierbij worden de lippen ontspannen tegen elkaar gehouden, zodat een licht verhoogde luchtdruk in de longen ontstaat. De luchtwegen blijven hierdoor beter open. Pursed lip breathing wordt gebruikt om het herstel na inspanning te versnellen.
  - Rustig en diep uitademen. Dit is vooral van belang bij patiënten met een hyperinflatiestand van de thorax.
- Krachttraining bij spierzwakte van perifere musculatuur: richtlijn is twee tot vijf series van 8 tot 15 herhalingen, 2 tot 3 keer per week.
- Krachttraining van inhalatiemusculatuur (IMT[5]) ofwel inspiratoire weerstandstraining. Voor training van verzwakte inhalatiemusculatuur kan een ademweerstandapparaat of thresholdapparaat worden gebruikt (figuur 19.7). Zwakte van inhalatiespieren wordt bepaald met een pimaxmeting. Bij een pimax van minder dan 60% van de voorspelde waarde, wordt training van inhalatiemusculatuur geadviseerd (zie kader hierna).

---

5 IMT = Inspiratory muscle training.

- Duurtraining in de vorm van lopen (loopband) of fietsen (hometrainer). Een zuurstofsaturatiemeter is hierbij zinvol om het zuurstofgehalte van het bloed te controleren. Als de zuurstofsaturatie te diep wegzakt, kan men overwegen intervaltraining te geven. Tijdens de rustpauze kan de zuurstofsaturatie zich steeds weer herstellen. Als de zuurstofsaturatie tijdens inspanning onder 90% daalt, dient men de patiënt eerst te laten herstellen alvorens verder te trainen. Een andere mogelijkheid is om de mate van inspanning te verlagen tijdens de duurtraining. Bij blijvende of zeer snelle desaturatie bij inspanning is het een overweging om de patiënt terug te verwijzen naar de longarts, om zuurstof bij inspanning voor te schrijven.
- Hulp bij musuklaring. De effecten zijn vermoedelijk vrij gering.[6,7] Voor percussie, vibratie en gebruik van een flutter bestaat geen duidelijk bewijs van effectiviteit.
    - FET (forced expiration technique): de patiënt ademt hierbij diep in en diep uit.
    - Huffen: de patiënt ademt in korte stoten uit maar hoest niet.
    - Houdingsdrainage. De patiënt gaat gedurende twintig minuten in een houding liggen waarbij het sputum door de zwaartekracht richting mond zakt. Bij sputumretentie in de linkerlong, gaat de patiënt op de rechterzij liggen met de heup hoger dan het hoofd. Vervolgens kan FET worden toegepast.
    - Een PAP-masker zorgt ervoor dat tijdens de uitademing een verhoogde druk in de longen komt. Hierdoor kan lucht dieper in de longen terechtkomen en wordt transport van slijm gemakkelijker. Er is matig bewijs dat dit enigszins effectief is.[1]
- Hulp bij zelfmanagement van de patiënt. Hierbij horen ook hygiënische adviezen zoals frequent handen wassen, gebruik van tissues en dergelijke.

Uiteraard is iedere patiënt anders. De therapie wordt dus afgestemd op de individuele beperkingen en mogelijkheden van de patiënt.

In bepaalde gevallen kan het zinvol zijn om zuurstofsuppletie tijdens de oefentherapie toe te passen. Dit wordt gedaan bij patiënten waarbij de zuurstofsaturatie snel en fors daalt tijdens het oefenen. Suppletie wordt dan toegepast om de zuurstofsaturatie op peil te houden, zodat het oefenen langer kan worden volgehouden. Bovendien wordt pulmonale hypertensie bij zuurstofsuppletie verminderd.

Inspiratoire weerstandstraining (IMT)

Inspiratoire weerstandstraining kan worden toegepast als de inspiratiekracht (pimax) kleiner is dan 60% van de voorspelde waarde. De training heeft een gunstig effect op kracht en conditie van de inhalatiemusculatuur. Het vermindert de mate van dyspneu significant tijdens rust en tijdens oefenen.[8] Ten slotte verbetert het de kwaliteit van leven.[9]

Training van inhalatiemusculatuur wordt meestal gedaan met een *threshold*. Dit is een soort mondstuk waardoor men ademt (figuur 19.7). Tijdens de inhalatie moet een weerstand worden overwonnen alvorens het 'ventiel' van de threshold lucht doorlaat. De expiratie is vrij.

Men kan de mate van weerstand instellen. Men kan bijvoorbeeld 2 × daags een kwartier ademen door de threshold. De weerstand kan in de loop van de tijd geleidelijk worden opgevoerd, van 30% tot 70% van de gemeten pimax (inspiratoire spierkracht). Krachttraining van de inhalatiemusculatuur levert meer effect op dan duurtraining van inhalatiemusculatuur.[9]

Een alternatief voor een threshold is een mondstuk met een regelbare diameter, zodat alleen door krachtig te inhaleren voldoende lucht kan worden verkregen.

19.8 Zesminutenwandeltest

Een handige methode om het uithoudingsvermogen van een COPD-patiënt te meten is de zesminutenwandeltest. De patiënt krijgt de opdracht om gedurende zes minuten zo snel mogelijk te wandelen (niet joggen of hardlopen) op effen terrein. De ruimte waarin gewandeld wordt, moet minstens twintig meter lang zijn. Men kan bijvoorbeeld heen en weer lopen in een lange gang.

De normwaarden in meters voor gezonde personen zijn:

Mannen:

$218 + 5{,}14 \times \text{lengte (cm)} - 5{,}32 \times \text{leeftijd} - 1{,}80 \times \text{gewicht (kg)} + 51{,}31 \text{ meter}$

Vrouwen:

$218 + 5{,}14 \times \text{lengte (cm)} - 5{,}32 \times \text{leeftijd} - 1{,}80 \times \text{gewicht (kg)}$

N.B.: De lengte wordt weergegeven in cm, de leeftijd in jaren en het gewicht in kg.

Het wordt aanbevolen om bij aanvang en na afloop van de test de zuurstofsaturatie en de hartfrequentie te meten.

De maximale hartfrequentie is grofweg 220 min de leeftijd. Er bestaat echter veel individuele variatie. Als er sprake is van een sterke ventilatoire beperking, zal de maximale hartfrequentie niet worden bereikt tijdens de zesminutenwandeltest.

Als de zuurstofsaturatie tijdens de test meer dan 4% daalt, is er sprake van een diffusiebeperking.

Literatuur

1. Pinkhof Geneeskundig woordenboek. Bohn Stafleu van Loghum. Houten, 2006.
2. Stanojevic S, Hall GL. Reference values for spirometry: the way forward for our patients. Respirology. 2011 Jul;16(5):869.
3. Fletcher C, Peto R. The natural history of chronic airflow obstruction. Br Med J. 1977 Jun 25;1(6077):1645–8.
4. Tantucci C, Modina D. Lung function decline in COPD. Int J Chron Obstruct Pulmon Dis. 2012;7:95–9.
5. Williamson DF, Madans J, Anda RF, Kleinman JC, Giovino GA, Byers T. Smoking cessation and severity of weight gain in a national cohort. N Engl J Med. 1991 Mar 14;324(11):739–45.
6. Osadnik CR, McDonald CF, Jones AP, Holland AE. Airway clearance techniques for chronic obstructive pulmonary disease. Cochrane Database Syst Rev. 2012 Mar 14;3.
7. Hill K, Patman S, Brooks D. Effect of airway clearance techniques in patients experiencing an acute exacerbation of chronic obstructive pulmonary disease: a systematic review. Chron Respir Dis. 2010;7(1):9–17.

8. Lötters F, Tol B van, Kwakkel G, Gosselink R. Effects of controlled inspiratory muscle training in patients with COPD: a meta-analysis. Eur Respir J. 2002 Sep;20(3):570–6.
9. Gosselink R, Vos J de, Heuvel SP van den, Segers J, Decramer M, Kwakkel G. Impact of inspiratory muscle training in patients with COPD: what is the evidence? Eur Respir J. 2011 Feb;37(2):416–25.

Bijlagen

Bijlage I   Houdingsinstructies voor nek en rug bij kyfolordose
             van de wervelkolom – 135

Bijlage II   Meting van de thoracale ademexcursie – 141

Bijlage III Spirometrie – 145

Verwijzingen naar eerder verschenen Orthopedische casuïstiek – 149

Register – 151

Bijlage I Houdingsinstructies voor nek en rug bij kyfolordose van de wervelkolom

Een versterkte thoracale kyfose veroorzaakt vrijwel altijd een anteropositie van het hoofd en een versterkte lumbale lordose. Secundaire klachten die hierdoor kunnen ontstaan zijn:
- bij de cervicale wervelkolom: nekpijn al of niet met uitstraling naar een arm en/of hoofdpijn;
- bij de lumbale wervelkolom: lokale rugpijn die optreedt door lang staan, slenteren en soms ook bij wandelen of hardlopen.

Houdingsinstructies bij cervicale pijn

- Voorkom langdurig naar beneden kijken, zoals bij een boek lezen dat plat op tafel ligt, handwerken in de verkeerde houding, langdurig staan achter een aanrecht, werkzaamheden verrichten boven een werkbank en dergelijke. De cervicale wervelkolom wordt hierbij langdurig vrij zwaar belast doordat het zwaartepunt van het 4 tot 5,5 kilo zware hoofd zich anterieur van de wervelkolom bevindt (◘ figuur 1A).
- Gebruik bij langdurig lezen of schrijven een standaard of lessenaar (◘ figuur 1B). Een andere mogelijkheid is om tijdens het lezen het hoofd te ondersteunen met de handen (◘ figuur 2).
- Plaats het beeldscherm van de computer op voldoende hoogte. De richtlijn is: de bovenrand van het beeldscherm bevindt zich op ooghoogte wanneer men rechtop zit.
- Wissel veelvuldig af van houding.
- Als men langdurig moet zitten, zoals bij televisiekijken of tijdens lange autoritten, kan men het best de leuning van de stoel enigszins achterover laten hellen (◘ figuur 3); hiermee worden de dorsale nekspieren en wervelgewrichten minder belast. Deze instructie is vooral belangrijk voor patiënten met een anteropositie van het hoofd.
- Een goede strekking van de gehele wervelkolom tijdens staan en lopen wordt aangeraden.
- Een actief leven is veel beter dan een passief leven met weinig lichaamsbeweging.

Houdingsinstructies bij lumbale pijn

De volgende houdingsinstructies zijn vooral zinvol voor rugpatiënten met een kyfolordose die gedwongen lang moeten staan of slenteren, bijvoorbeeld bij een staande receptie of tijdens museumbezoek. Als men ook rugpijn krijgt door wandelen of hardlopen, dan zijn de laatste twee adviezen van belang.

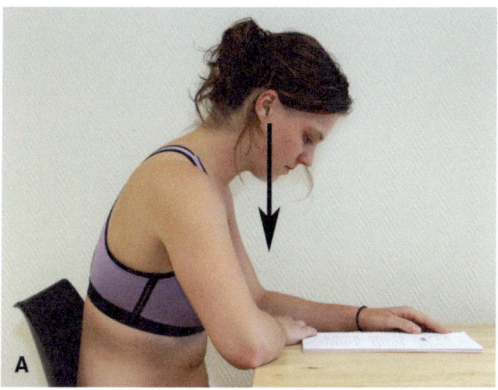 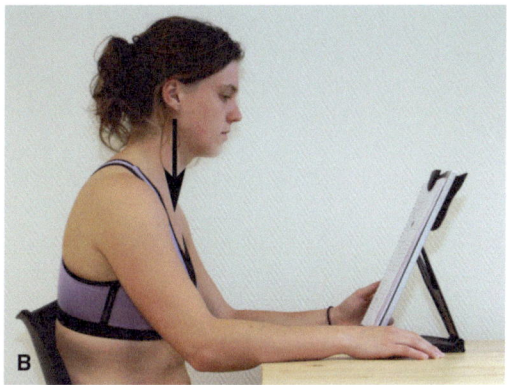

Figuur 1 A: Voorkom langdurig naar beneden kijken, zoals bij een boek lezen dat plat op tafel ligt. De cervicale wervelkolom wordt hierbij langdurig vrij zwaar belast doordat het zwaartepunt van het hoofd zich anterieur van de cervicale wervelkolom bevindt. B: Gebruik bij langdurig lezen of schrijven een standaard of lessenaar. Het zwaartepunt van het hoofd bevindt zich nu minder ver naar voren.

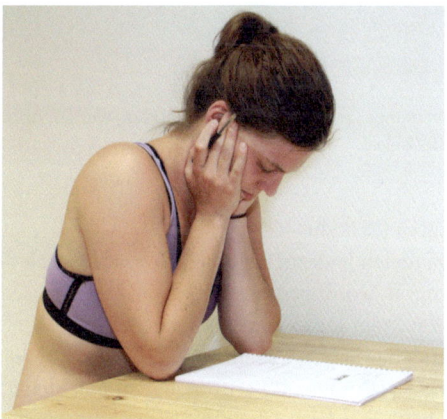

Figuur 2 Een andere mogelijkheid is om tijdens het lezen het hoofd te ondersteunen met de handen.

Doel is vooral het ontlasten van de facetgewrichten, zodat lokale lumbale pijn minder snel optreedt. Deze houdingen helpen soms ook in geval van wervelkanaalstenose of vernauwing van het foramen intervertebrale.
- Met de rug tegen een muur gaan staan waarbij de voeten enigszins naar voren geplaatst worden (figuur 4A).
- Half zittende houding op de leuning van een stoel (figuur 4B).

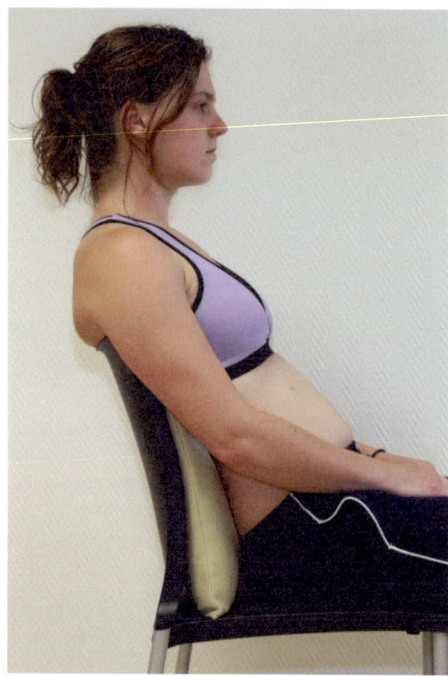

Figuur 3 In een min of meer achteroverliggende houding worden de dorsale nekspieren en wervelgewrichten minder belast.

- Op de hurken zitten (figuur 4C).
- Als langdurig wandelen leidt tot rugpijn: een framerugzak dragen met een heupband. De rugzak wordt gedragen op de bekkenkam. De lumbale wervelkolom zal hierdoor minder lordoseren (figuur 4D).
- Wanneer recreatief hardlopen toenemende lumbale rugpijn veroorzaakt door een te sterke lordose (figuur 4E) : rustig joggen met kleine passen vereist een veel minder sterke vooroverkanteling van het bekken: de lumbale wervelkolom hoeft hierdoor minder sterk te lordoseren (figuur 4F). Uiteraard kan het tempo dan niet meer zo hoog zijn.

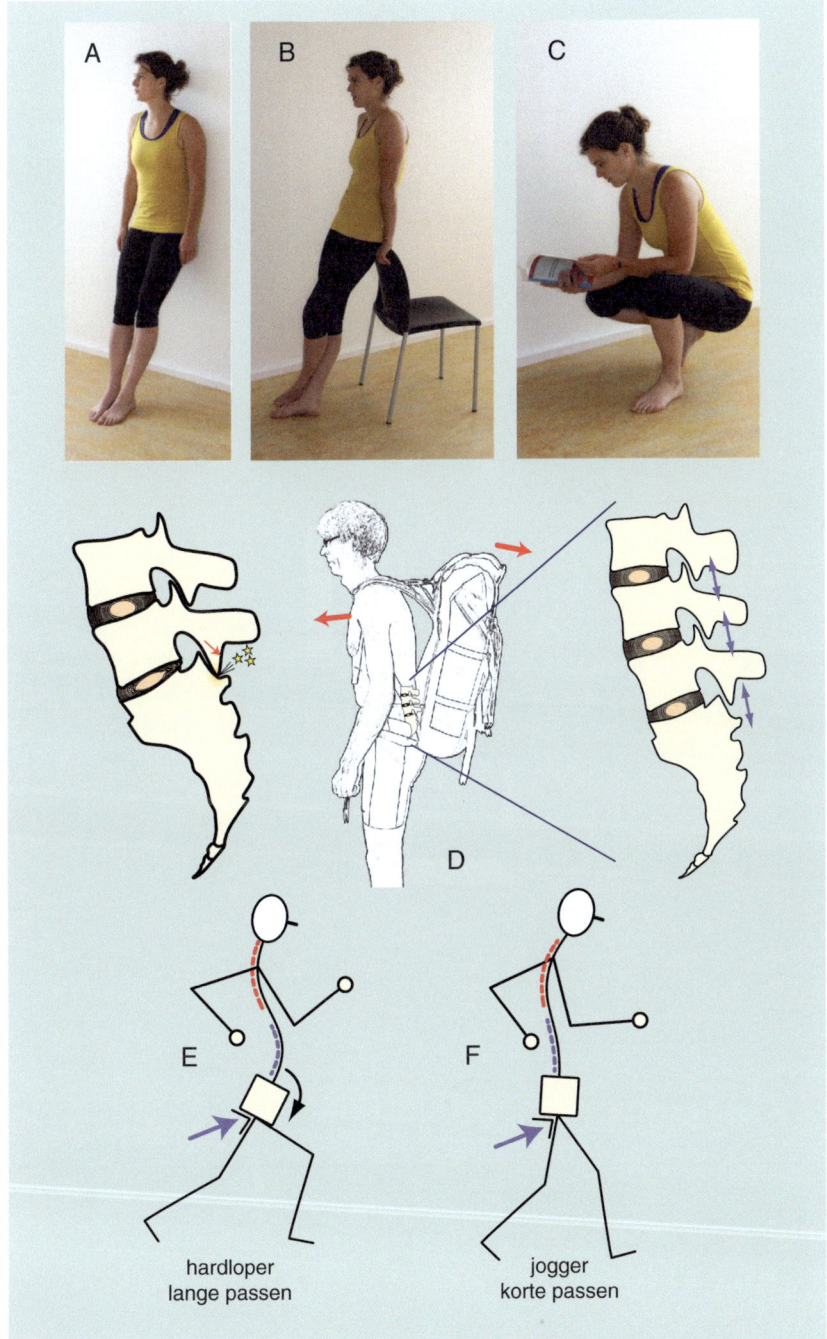

Figuur 4 A: Met de rug tegen een muur gaan staan waarbij de voeten enigszins naar voren geplaatst worden. B: Half zittende houding op de leuning van een stoel. C: Op de hurken zitten kan even verlichting geven na enige tijd slenteren. D: Bij langdurig wandelen een framerugzak dragen met een heupband. De rugzak wordt gedragen op de bekkenkam. De lumbale wervelkolom zal hierdoor minder lordoseren. E: Bij hardlopen met lange passen kantelt het bekken voorover (zwarte pijl); hierdoor ontstaat een sterke lumbale lordose, vooral als sprake is van een al versterkte thoracale kyfose (rode stippellijnen). F: Bij joggen met kleine passen kantelt het bekken veel minder sterk voorover. De lumbale lordose is nu veel minder sterk (paarse stippellijn). De heupextensie is in tekening E en F maximaal (paarse pijlen). De thoracale kyfose is in beide tekeningen gelijk (rode stippellijnen).

Bijlage II Meting van de thoracale ademexcursie

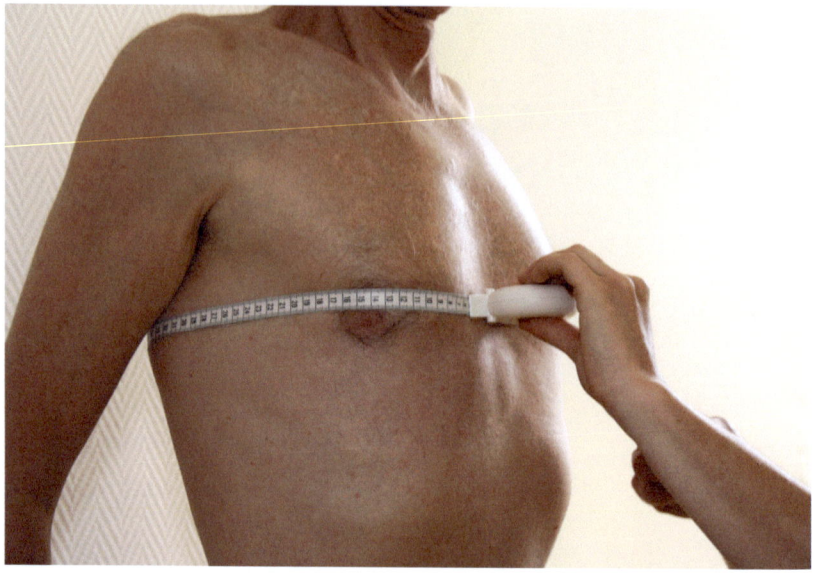

◘ **Figuur 5** Thoracale excursiemeting ter hoogte van de tepels.

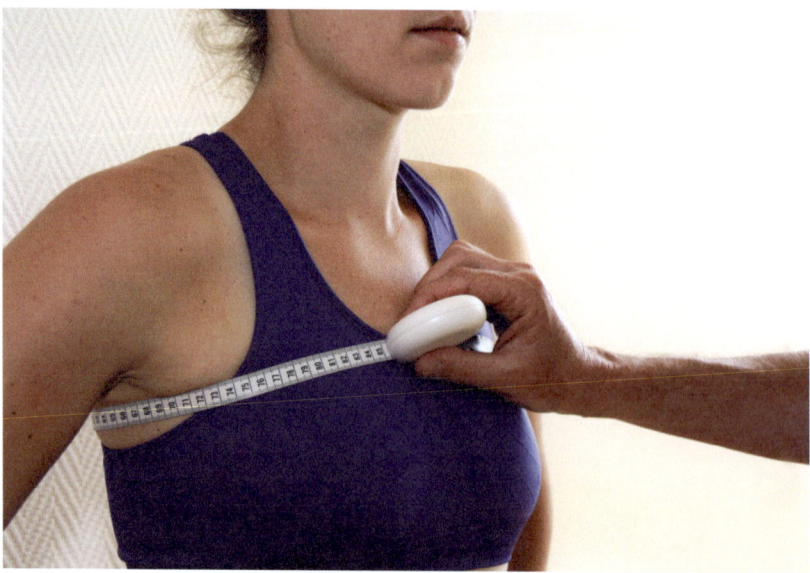

◘ **Figuur 6** Thoracale excursiemeting direct onder de oksels.

De mate van thoracale stijfheid is te bepalen met de ademexcursie. De thoracale ademexcursie is het verschil in thoraxomvang tussen maximale in- en expiratie. Een normaal verschil bij gezonde volwassenen is 6 à 9 cm. Mannen kunnen een circa 20% grotere ademexcursie hebben dan vrouwen.[1] Bij kinderen vanaf zes jaar hoort er al een verschil te bestaan van minimaal 5 cm.

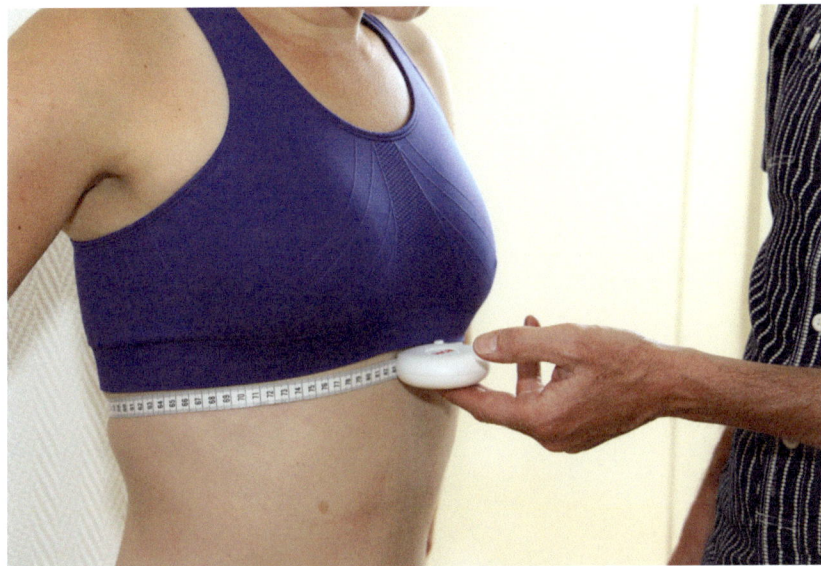

◘ **Figuur 7** Thoracale excursiemeting onder de borsten ter hoogte van het os xiphoideus.

Nota bene: naarmate men ouder wordt, vermindert de thoracale ademexcursie: dit kan oplopen tot circa 50%.[1]

Bij veel (maar niet alle) bechterewpatiënten is de ademexcursie minder dan 2½ cm.

De meting kan worden gedaan ter hoogte van de tepels (bij mannen: ◘ figuur 5), onder de oksels (◘ figuur 6), of bij vrouwen direct onder de borsten ter hoogte van de processus xiphoideus (◘ figuur 7).

Literatuur

1. Moll JM, Wright V. An objective clinical study of chest expansion. Ann Rheum Dis. 1972 Jan;31(1):1-8.

Bijlage III Spirometrie

Spirometrie is een uitstekende methode om COPD in een vroeg stadium te ontdekken en de ernst ervan te bepalen. Vaak kan men al tien jaar voordat COPD symptomatisch wordt, afwijkingen vinden bij spirometrie. Vooral voor rokers kan de uitslag van spirometrie een waarschuwing zijn dat er gevoeligheid voor sigarettenrook bestaat en dat er symptomen van COPD te verwachten zijn.

Spirometrie wordt behalve voor COPD ook gebruikt in geval van andere respiratoire aandoeningen.

Een correcte uitvoering van de spirometrie is zeer belangrijk: de patiënt zit of staat rechtop en krijgt de opdracht om zo snel en krachtig als hij/zij kan alle lucht uit de longen te blazen. Een gezond mens kan dit in drie tot zes seconden. Bij een patiënt met COPD duurt dit langer dan bij gezonde mensen, doordat er minder lucht per tijdseenheid kan worden uitgeblazen. De mond moet zich goed sluiten om het mondstuk van de spirometer, anders is de uitslag onbetrouwbaar.

De belangrijkste waarden van spirometrisch onderzoek voor het diagnosticeren van (de ernst van) COPD zijn:

- FEV1 : *forced expiration volume in one second*: het volume lucht dat maximaal in de eerste seconde wordt uitgeblazen (in liters).
- FVC : *forced ventilatory capacity* of geforceerde vitale capaciteit: het volume lucht dat in totaliteit kan worden uitgeblazen vanuit maximale inspiratie (in liters).
- Tiffeneau-index: de verhouding tussen de FEV1 en FVC of FEV1/FVC. In geval van een tiffeneau-index van 0,5 of 50% kan de helft van de totale hoeveelheid lucht die men uitblaast in de eerste seconde worden uitgeblazen. Normale waarden zijn 0,8 (80%) voor jongvolwassenen tot 0,7 (70%) voor ouderen. Kleinere waarden dan 0,7 wijzen op COPD. Als de situatie na toediening van een bronchodilatator meer dan 12 procent verbetert, is er vermoedelijk (tevens) sprake van astma.

De uitkomsten van spirometrie worden vergeleken met normaalwaarden van mensen van dezelfde leeftijd en lichaamslengte en hetzelfde geslacht en ras. Deze normaalwaarden noemt men ook wel de voorspelde waarden.

Als de tiffeneau-index aangeeft dat er sprake is van COPD (< 70%), dan kan men de ernst ervan bepalen door de FEV1 te vergelijken met de voorspelde waarde.

Volgens de GOLD-criteria kan men vier stadia van COPD onderscheiden op grond van de FEV1:
1. Mild COPD: FEV1 is groter of gelijk aan 80% van de voorspelde waarde.
2. Matig COPD: FEV1 is 50 tot 80% van de voorspelde waarde.
3. Ernstig COPD: FEV1 is 30 tot 50% van de voorspelde waarde.
4. Zeer ernstig COPD: FEV1 is minder dan 30% van de voorspelde waarde.

Bijlage III Spirometrie

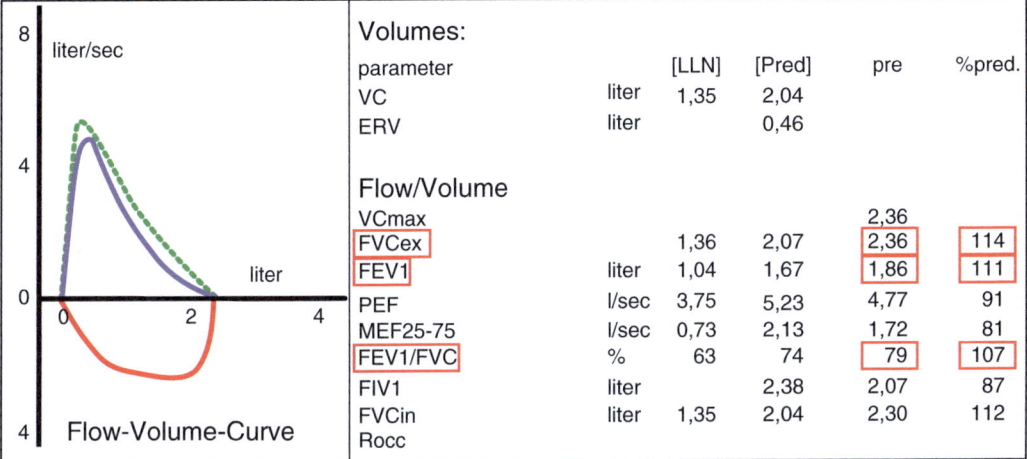

◘ **Figuur 8** Voorbeeld van een normale longfunctie, van een patiënte van 82 jaar met astma. De expiratiecurve (paarse lijn) volgt de lijn van de normale waarde (stippellijn). De FVC bedraagt 2,36 liter, 114% van voorspeld. De FEV1 bedraagt 1,86 liter, 111% van voorspeld. De tiffeneau-index (FEV1/FVC) is 0,79 of 79%. De meest relevante waarden in geval van COPD zijn rood omkaderd.

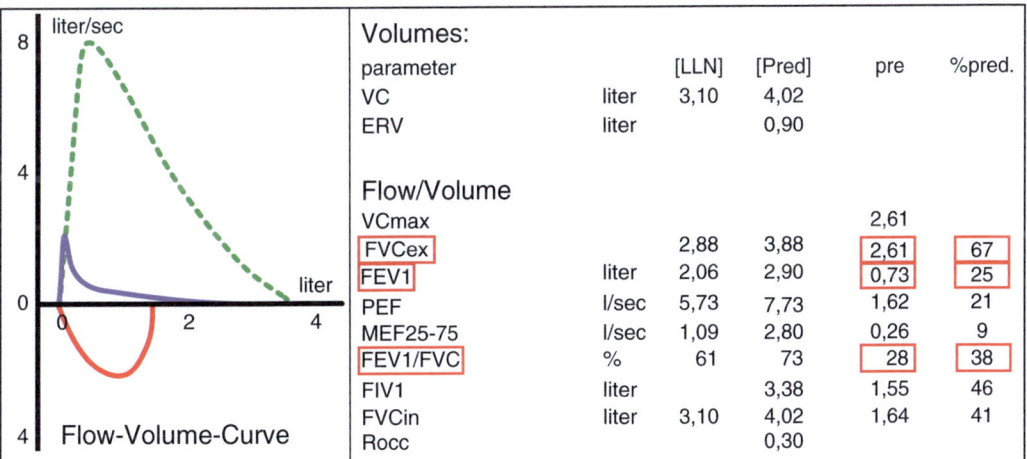

◘ **Figuur 9** Voorbeeld van longfunctiemeting (flow-volumecurve) van een patiënt met zeer ernstig COPD. De expiratiecurve (paarse lijn) wijkt sterk af van de normale curve (stippellijn). De rode lijn is de inspiratiecurve; deze is niet zo relevant. De geforceerde vitale capaciteit (FVC) bedraagt 2,61 liter (67% van voorspeld). De hoeveelheid lucht die in één seconde wordt uitgeademd (FEV1) bedraagt 0,73 liter (25% van voorspeld). De tiffenau-index (FEV1/FVC) is 0,28 (normaal boven 0,7) of 28%. Op grond van FEV1 (25% van voorspeld) kan men dus vaststellen dat hier sprake is van COPD, GOLD IV.

◘ Figuur 8 en ◘ figuur 9 zijn voorbeelden van spirometrische uitslagen van een persoon met een normale longfunctie en van een patiënt met ernstig COPD. Behalve de waarden van de meting wordt ook een zogeheten flow-volumecurve getoond: op de X-as staat het volume uitgeblazen lucht en op de Y-as de snelheid van het uitblazen in liters per seconde. De vorm en hoogte van de curve geeft een deskundige direct een indruk van de toestand van de longen.

Verwijzingen naar eerder verschenen Orthopedische casuïstiek

Soms wordt in het boek verwezen naar eerder verschenen patiëntencasuïstiek. Deze casuïstiek staat in de online vakbibliotheek van Bohn Stafleu van Loghum en is via internet te raadplegen door abonnees van *Orthopedische Casuïstiek*.

Nadere informatie hierover is te vinden op de website van:
- de uitgever: ▶ www.bsl.nl
- de redactie van *Orthopedische Casuïstiek*: ▶ www.orthopedischecasuistiek.nl

In dezelfde serie verschenen

De kwetsbaarheid van het jeugdige skelet: onderste extremiteit
ISBN 9789031344093
Onderzoek en behandeling van lage rugklachten
ISBN 9789031342457
Onderzoek en behandeling van peesaandoeningen; tendinose
ISBN 9789031347636
Onderzoek en behandeling van de hand; het polsgewricht
ISBN 9789031348767
Onderzoek en behandeling van de schouder
ISBN 9789031350339
Onderzoek en behandeling van de heup
ISBN 9789031351152
Onderzoek en behandeling van spieraandoeningen en kuitpijn
ISBN 9789031352043
Onderzoek en behandeling van de knie
ISBN 9789031352050
Onderzoek en behandeling van artrose en artritis
ISBN 9789031362301
Valkuilen in de orthopedische diagnostiek
ISBN 9789031374755
Onderzoek en behandeling van de voet
ISBN 9789031375837
Onderzoek en behandeling van middenhand en vingers
ISBN 9789031380787
Onderzoek en behandeling van anterieure kniepijn
ISBN 9789031385867
Onderzoek en behandeling van elleboog en onderarm
ISBN 9789031388486
Onderzoek en behandeling van de nek
ISBN 9789031390229
Onderzoek en behandeling van het bewegingsapparaat bij ouderen
ISBN 9789031391882
Onderzoek en behandeling van sportblessures van de onderste extremiteit
ISBN 9789031391905
Onderzoek en behandeling van het bekken
ISBN 9789036803557

Register

Register

A

acromioclaviculair gewricht 96
acuut astma 121
adalimumab 67
Adam
– test volgens 43
ademexcursie 141
ademfrequentie 7
ademhaling 9
ademvolume 7
adolescentenkyfose 20
airtrapping 120
anhydrosis 111
ankylosing hyperostosis 82
artritis 108
– psoriatica 68
– reactieve 68
– reumatische 68
– van het articulatio manubriosternalis 105
asafwijking 33, 40
astma 120
– acuut 121
axiaal hoofdtrauma 53

B

bamboo spine 65
Bechterew
– ziekte van 64, 82
beightonscore 16
biological 67
borstademhaling 9
borstholte 7
botbruggen 83
brace 45
bracing 31
bronchiale boom 11
bronchiën 120
buikademhaling 9
bulla 116
bursitis 108

C

CARA 120
cardiorespiratoire aandoening 105
cervicale hyperlordose 5
chronic obstructive pulmonary disease (COPD) 117, 120, 146
Cobb
– hoek van 5, 6, 22, 30
– methode van 40
– meting volgens 36
compressiefractuur 55
– spontane 50
– traumatische 50
compressiesyndroom
– costo-iliacaal 50, 73
COPD 117, 120, 146
corpus sterni 2
corticosteroïden 66
costochondritis 104
costo-iliacaal compressiesyndroom 50, 73

D

decompensatio cordis 125
desaturatie 130
diafragma 9
diffuse idiopathische skeletale hyperostose (DISH) 79, 81, 82
disease modifying anti-rheumatic drug (DMARD) 66
DISH 79, 81, 82
DMARD 66
dode ruimte 10

E

emfyseem 120
etanercept 67
expiratoir reservevolume 7
expiratoire flowlimitatie 120

F

FET 130
FEV1 121, 124, 146
FEV1/FVC 146
fijnstof 121
flow-volumecurve 147
forced expiration technique (FET) 130
forced expiration volume (FEV1) 121, 124, 146
forced ventilatory capacity (FVC) 121, 146
Forestier
– ziekte van 79, 81
fractuur
– wervel- 50
full spine-opname 34
FVC 121, 146

G

geforceerde vitale capaciteit 121
gibbus 43
glenohumerale abductie 97
GOLD-criteria 121, 124, 146
golimumab 67
gradaties van wervelinzakking 51
growing rod 45

H

haemangioma 94
hart- of longaandoening 105
hartfalen 125
hartfrequentie
– maximale 131
HLA-B27-geassocieerde uveïtis 68
hoek van Cobb 5, 6, 22, 30
hoofdtrauma
– axiaal 53
Horner
– syndroom van 111
houdingsinstructies 133, 135
huffen 130
human leucocyte antigen-B27 64
hyperinflatie 120
hyperkyfose 5
hypermobiliteitssyndroom 17
hyperostosis ankylosans vertebralis senilis 82
hypertensie
– pulmonale 125, 128
hyperventilatie 121
hypoxemie 128

I

idiopathische costochondritis 103
idiopathische scoliose 39
IMT 129, 130
inademingsstand 120
inflammatory bowel disease 68
infliximab 67
inhalatiecorticosteroïden 128
inspiratoir reservevolume 7
inspiratoire capaciteit 7
inspiratoire weerstandstraining (IMT) 129, 130
intercostaal syndroom 103
intercostale neuralgie 103
iriitis 64

Register

K
kippenborst 10, 12
klaplong 8

L
Lenke en King 45
ligamentum flavum 83
ligamentum longitudinale posterius 83
longcarcinoom 125
longembolie 121
longemfyseem 120
longoedeem 121
longslagader 125, 128
luchtwegverwijders 128
lumbale lordose 17

M
maligne tumor 109
manubrium sterni 2
maximaal ventilatievermogen 125
maximaal vrijwillige ventilatie (MVV) 125
maximale hartfrequentie 131
methode van Cobb 40
methotrexaat (MTX) 66
meting volgens Cobb 36
middenrif 9
milwaukeebrace 31
MRC-schaal 128
mucusklaring 130
myelumcompressie 7, 83
myosis 111

N
neuralgie
– intercostale 103
neuralgische amyotrofie 103, 108
neuromonitoring 46
niet-steroïdale antiflogisticum 66
non-steroidal anti-inflammatory drug (NSAID) 66
NSAID 66

O
ontstekingsremmers 128
ossificatie 82

osteoporose 20, 74
osteoporotische inzakkingsfractuur 48
oximetrie 125

P
pancoasttumor 109
PAP-masker 130
pectus carinatum 10, 12
pectus excavatum 10, 11
pimax 130
pimaxmeting 129
PLB 129
pleura
– parietalis 8
– pulmonalis 8
– visceralis 8
pleurabladen 8
pleurectomie 116
pleurodese 116, 117
plexus brachialis 111
pneumonie 125
pneumothorax 8, 114, 115, 121
– primaire 116
– secundaire 116
prednison 66
primaire pneumothorax 116
processus xiphoideus 2, 143
pulmonale hypertensie 125, 128
pursed lip breathing (PLB) 129

R
reactieve artritis 68
restvolume 8
reumatische artritis 69
rib hump 43
ribben 2
rib-tipsyndroom 72
rokers 121, 127
ruggenmergcompressie 30
ruggenmergspathologie 93

S
SAARD 66
scapulothoracaal 97
Scheuermann
– ziekte van 15, 19, 30
scheuermannletsel 28
Schmorl-Knötchen 22
schmorlse noduli 22
schoenmakersborst 10, 11

scoliose 34, 40
– idiopathische 39
secundaire pneumothorax 116
sigaretten 121
slipping rib-syndroom 104
slow acting anti-rheumatic drug (SAARD) 66
SpA 66, 68
spirometrie 121, 145
spondylartritis (SpA) 66, 68
spondylitis
– ankylopoetica 64, 82
– deformans 82
– ossificans ligamentosa 82
spondylodese 61
spondylosis hyperostotica 82
spontane compressiefractuur 50
sternoclaviculair gewricht 96
sternum 2
subluxatie 59
synchondrosis
– manubriosternalis 2
– xiphosternalis 4
syndroom
– van Horner 111
– van Tietze 104

T
tarsaletunnelsyndroom 93
tendinitis 108
test volgens Adam 43
thoracale ademexcursie 142
thoracale kyfose 4
– versterkte 17
thoracale stijfheid 142
thoracolumbale hyperkyfose 28
thoracolumbale kyfose 28
thoracotomie 116
thorax 2
thoraxdrain 116
thoraxhoogstand 125
thoraxomvang 142
thresholdapparaat 129
Tietze
– syndroom van 104
tiffeneau-index 122, 146
TNF-alfablokker 67
totale longcapaciteit 8
traumatische compressiefractuur 50
trechterborst 10, 11
tumor
– maligne 109
– pancoast- 109
tumoraal proces 93

V

ventilatie bij maximale inspanning (VEmax) 125
ventilatoire beperking 131
versterkte thoracale kyfose 17
vitale capaciteit 8
vormafwijkingen 10

W

wervelfractuur 50, 86
wervelinzakking 21
– gradaties van 51
wervelkanaal 7
wervels 2

Z

zesminutenwandeltest 131
ziekte
– van Bechterew 64, 82
– van Forestier 79, 81
– van Scheuermann 15, 19, 30
zuurstofsaturatie 130, 131
zuurstofsaturatiemeter 130
zwevenderibsyndroom 72

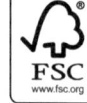

If you have any concerns about our products,
you can contact us on
ProductSafety@springernature.com

In case Publisher is established outside the EU,
the EU authorized representative is:
**Springer Nature Customer Service Center GmbH
Europaplatz 3, 69115 Heidelberg, Germany**

Printed by Libri Plureos GmbH
in Hamburg, Germany